한의원 사용 설명서

한의원 사용 설명서

양동훈, 박상민, 이민경 지음

한국경제신문*i*

프롤로그

한의대를 졸업하고, 환자를 보기 시작한 지 벌써 20년이 되어갑니다. 저는 한의학은 공부하면 할수록 매력적인 학문이고, 한의사가 되어서 참 다행이라는 생각을 합니다. 절뚝거리며 들어오던 분이 며칠 치료받고 나서 바르게 걷는 것을 보게 되거나 여기저기 큰 병원에서 오랫동안 치료받았는데도 해결이 안 되던 문제가 한의원에서 치료하면서 좋아졌다고 하면 한의사가 된 보람을 느낍니다.

한의원에 오시는 환자분들 중에는 검사에서는 이상이 없는데 불편한 증상이 있거나 대학병원에서 오랫동안 양약 치료를 하는 데 낫지 않아서 오는 경우도 있고, 수술 후에도 문제가 해결되지 않아 후유증으로 고생하고 계신 분들도 있습니다.

사실 이런 분들에게 한의원에서 도움을 줄 수 있는 부분들이 생각보다 많은데, 환자분들은 모르고 오랫동안 고생을 하십니다. 이런 분들에게 조금이나마 한의원 치료에 대한 이해가 높아지면 좋겠다고 생각합니다. 아울러 한의원 치료에 대한 오해나 편견이 줄어드는 계기가 되었으면 합니다.

예전에 한의학은 진맥과 보약이라는 신비한 이미지로 포장되어 있었습니다. 하지만 현대 한의학은 근거 중심의 진료, 치료의학으로 새롭게 변모하고 있습니다. 논문과 연구를 과학적 근거로 삼아 질병을 치료하면 한의학에 대한 인식도 점점 바뀔 것으로 기대합니다. 저 또한 다양한 환자들을 진료한 경험과 치료 케이스가 축적되었고, 좀 더 많은 분들이 한의원을 잘 이용하기를 바라는 마음이 커졌습니다. 저와 같은 생각을 가진 양동훈 원장님, 이민경 원장님의 뜻이 모아져, '한의원 사용 설명서'을 저술하게 되었습니다.

이 책에서는 그동안의 저자들의 경험과 케이스를 모아, 실제로 한의원에서 병의 원인을 진단하고 치료되는 과정을 소개하고자 합니다. 그리고 한의원을 잘 이용하는 방법에 대해 알려드리려고 합니다.

1장에서는 원인을 찾을 수 없는 질환이 생겼을 때, 답답해하는 환자들의 현 상황에 대해서 이야기해보았습니다.

2장에서는 한의사들이 이러한 만성질환의 '진짜 원인'을 찾아가는 과정을 소개합니다.

3장에서는 한의원에서 잘 치료되어 건강을 찾은 환자분들의 사례를 통해서 한의원에서 어떤 질환들이 좋아질 수 있는지 알려드립니다.

마지막 4장에서는 구체적인 생활 관리법과 동네 한의원을 잘 이용하는 꿀팁을 소개합니다.

이 책을 통해 많은 분들이 한의원에 대한 편견을 벗고 원인을 모르는 채 낫지 않는 병으로 인한 고통에서 벗어나실 수 있기를 바랍니다.

— 박상민

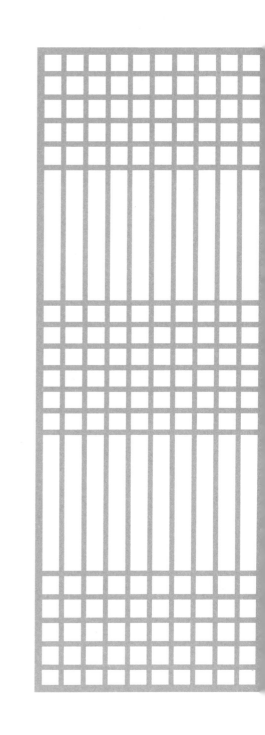

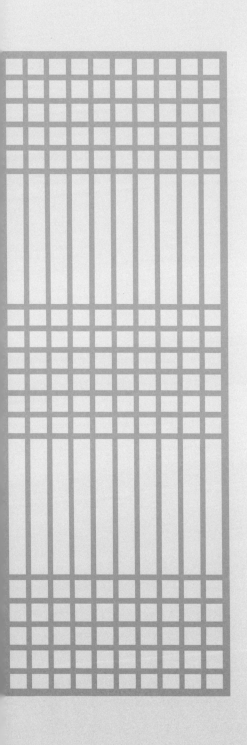

4장 동네 한의원 사용 설명서

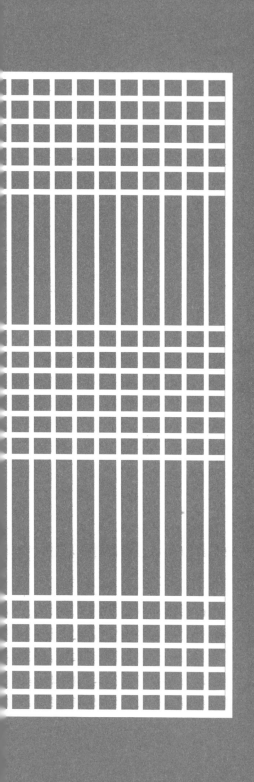

1장

병원에서는 노답

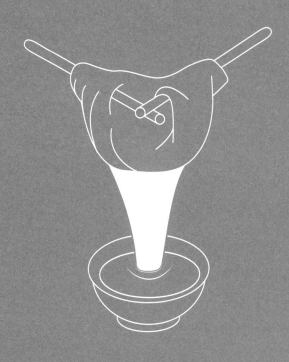
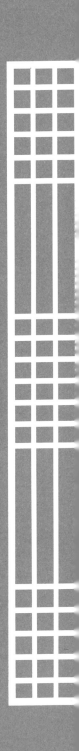

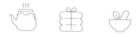

검사를 해도
이상은 없다는데

나는 너무 불편하고 아픈데, 병원에서는 검사해도 아무 이상이 없다고 하면서 신경증 환자 취급을 하고 항우울제나 항불안제 처방만 해준다면 어떨까요? 이런 경험을 하면서 답답함을 느낀 많은 분들이 한의원에 내원하고 한의사는 그 해답을 찾기 위해 노력합니다.

검사상 이상이 없는데 환자가 느끼는 증상, 의학적으로 설명되지 않는 이런 증상을 MUS(Medically unexplained symptoms)라고 합니다. 가정의학과와 내과 의사를 대상으로 한 조사에 따르면, 절반 이상(54%)이 MUS 환자를 진료하는 것이 힘들다고 느끼고 있고, 가정의학과 의사 중 55%는 이런 환자들에게 성격 문제가 있다고 생각해 자주 항우울제나 항불안제를 처방한다고 답했습니다.

학창 시절, 수학을 좋아하는 친구들에게 왜 수학을 좋아하는지 이유를 물으면 그들은 보통 "답이 명확해서"라고 말합니다.

아픈 우리 몸도 이렇게 명확하면 얼마나 좋을까요? 그 정답을 알기 위해서 병원에서는 '검사'라는 도구를 사용합니다.

하지만 CT, MRI, 내시경, 혈액 검사 등 각종 검사로 몸의 이상을 모두 알 수 있을까요? 사람의 몸은 기계나 수학 문제가 아닙니다. 수면, 식사, 감정 등 다양한 변수가 작용해서 몸의 증상을 만들고, 그 증상은 '검사'라는 도구에 걸려들 수도, 아닐 수도 있지요.

만성두통으로 CT, MRI를 찍고 오는 환자 100명 중 99명은 검사상 이상이 없습니다. 사실 5년, 10년 된 만성두통의 경우 검사상 이상이 발견될 확률은 현저히 낮지만, 환자들이 답답해서 MRI를 찍어보려고 하는 경우도 있고, 병원에서도 수익적인 측면 때문에 불필요한 MRI 촬영을 권하기도 합니다.

실제로 정부에서 건강보험 보장성강화정책을 시행한 이후에 두통, 어지럼 등 경증질환에 대한 MRI 촬영이 50% 이상 과도하게 증가한 바 있습니다(신경학적 검사에서 이상이 나타나거나 뇌압 상승의 소견이 있다면 당연히 CT, MRI 검사가 필요합니다).[1]

만성두통은 경추근육의 긴장이나 턱관절 이상이 원인이 되기도 하고 소화기 증상과 관련이 있기도 합니다. 드물게 호르몬과 관련이 있어 생리 때마다 두통이 동반되는 경우도 있고 당연히 수면의 질과도 관계가 있습니다.

소화가 안 되고 더부룩해서 병원을 찾은 대부분의 환자가 내시경 검사를 받습니다. 하지만 2004년 〈Korean J Gastrointest Motil〉에 발표된 연구에 따르면, 3차 병원에 내원한 소화불량증 환자 중 내시경 검사상 이상이 발견되지 않은 경우가 80%였습니다.[2]

내시경은 말 그대로 카메라로 위장 내부를 들여다보는 것이기 때문에 위 점막이 부었는지, 궤양이 있는지, 종양이 있는지 하는 '모양'을 볼 수는 있지만, 위장이 얼마나 잘 움직이는지, 소화액분비가 잘되고 있는지 등 기능적인 측면을 알 수가 없기 때문입니다. 이런 경우, 환자들은 '신경성' 소화불량으로 진단받고 '예민한 사람'이 되어버립니다.

근골격계질환이 있는 환자 대부분이 정형외과에서 X-RAY를 찍어 봅니다. X-RAY는 기본적으로 뼈를 보는 검사이기 때문에 인대, 근육, 주변 조직의 염증 등의 상황은 자세히 알기 어렵습니다.

교통사고 환자들도 편타 손상으로 근육과 인대에서 기인한 통증이 심한데도 병원에서 "뼈에는 이상이 없어요" 하는 이야기를 '이상이 없구나'로 알아듣고 적절한 치료를 받지 않아 후유증에 시달리는 경우가 많습니다.

이렇게 병원에 가서 "검사상으로는 이상이 없네요"라는 이야기를 듣거나, 검사에서 나온 결과대로 치료를 열심히 받았는데 낫지 않는 경우, 어떻게 해야 하는지 대부분의 환자들은 알지 못합니다.

검사를 해서 원인을 명확히 찾았다면 속이라도 시원하겠는데 답답한 마음에 동네의원 몇 군데를 돌다가 결국에는 몇 달을 기다려 대학병원 진료도 보지만 결과는 마찬가지입니다. 원인을 찾기 위해 들이는 시간과 검사 비용이 점점 불어나지만, 답을 찾지 못하는 환자들은 갈 곳을 잃게 됩니다.

---

1) https://news.mt.co.kr/mtview.php?no=2019122310143730101
2) http://www.whosaeng.com/119179

만성피로, 다한증, 식욕 부진, 수족냉증, 지속되는 몸살, 원인불명의 발열, 생리불순, 두통, 만성기침 기타 등등…. 자신은 너무나 괴로운 다양한 증상들이 검사에서는 '이상 없음'으로 나옵니다. 병원에서는 검사상 이상이 발견되지 않으면 병으로 보지 않는 경우가 많죠. "신경성입니다"라는 이야기를 듣고 '내가 예민한 탓인가?' 자책하는 환자분들도 있습니다.

가족들도 환자를 걱정하다가도 검사가 다 정상이라는데, 계속 불편하다고 하니 답답하기도 하고 지치기도 합니다.

환자는 '나는 분명 아프고 힘든데 병원에서 정상이라니…'라고 생각하게 되고, 남들에게는 꾀병처럼 보이는 것이 너무 억울합니다. '차라리 뼈가 확 부러진 것이라면 마음이 편하겠다' 하시는 분들도 있으니, 얼마나 답답하면 그런 이야기를 하실까요.

검사에 이상은 발견되지 않았으나 불편한 증상은 있으니 병원에서는 약을 처방해줍니다. 진짜 원인을 찾지 못한 두통에 진통제, 진짜 원인을 찾지 못한 생리불순에 호르몬제, 진짜 원인을 찾지 못한 피부병에 스테로이드. 과연 이것이 정답일까요?

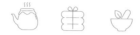

증상만 가리는 치료는 답이 아니다

- "급성 위염에 3~4일 위산분비 억제제, 진경제 등을 처방받고 다 나았다."
- "급성 두드러기에 항히스타민제를 쓰고 다 나았다."
- "급성 방광염에 항생제 먹고 다 나았다."

이런 '급성'질환의 경우, 양방 치료의 장점이 확연합니다.

며칠 양약의 도움을 받거나 주사를 맞으면 치료가 깔끔하게 끝나죠. 하지만 '만성질환'의 경우는 다릅니다.

'만성알레르기성 비염'으로 환절기마다 훌쩍거리는 괴로움에 항히스타민제, 진해거담제의 도움을 받아보지만, 약을 끊으면 증상은 똑같이 되돌아옵니다.

'만성 재발성 방광염'은 항생제 치료를 하면 증상이 호전되지만, 다시 또 재발하는 것을 막지 못합니다.

'아토피 피부염'은 스테로이드 제제를 바르거나 먹으면 편해지지만,

약을 끊으면 더욱 악화되는 경우가 많습니다.

만성두통, 만성위염, 만성기침… 이런 환자들은 '평생 약을 먹으며 살아야 하나?' 하는 괴로움이 있습니다. 증상을 좀 편하게 해보자고 복용했던 약인데, 그 부작용으로 오히려 고생하는 경우도 많습니다. 가장 흔한 것이 통증 완화 목적으로 복용하는 소염진통제입니다(2019년 식품의약품안전처가 조사한 의약품 부작용 보고 약물 중 해열진통소염제가 3만 8,000여 건으로 14.7%를 차지해 가장 많음).

2018년에 나온 리뷰 논문에 따르면(〈A Comprehensive Review of Non-Steroidal Anti-Inflammatory Drug Use in The Elderly〉), 임상에서 65세 이상 환자의 약 96% 정도가 소염진통제를 처방받으며, 60세 이상의 환자 중 약 7.3%가 한 가지 이상의 소염진통제를 복용하고 있습니다.

요즘은 젊은 환자분들도 만성적인 통증 개선 목적으로 소염진통제를 장기복용하는 경우가 많은데, 소염진통제의 대표적인 부작용은 식욕 부진, 위십이지장 궤양 등 소화기 쪽으로 나타납니다. 이외에 심혈관계 부작용, 신장 독성 등도 문제가 됩니다.

만성 피부질환에 스테로이드 복용이나 외용으로 인한 부작용도 정말 속상한 경우입니다. 피부가 얇아지고 혈관이 확장되며 면역력 저하로 인한 곰팡이균 감염, 여드름, 쿠싱증후군(Cushing's syndrome) 등이 나타날 수 있고, 장기간 사용하다가 중단했을 때는 리바운드 현상으로 고통받게 됩니다.

최근에는 경구 스테로이드 제제를 장기간 사용한 아이들은 고혈압, 당뇨병, 혈전 위험이 커질 수 있다는 연구 결과도 나왔습니다

('American Journal of Epidemiology', Rutgers 대학 연구). 만성기침에 코푸시럽 등 코데인 계통의 진해제를 썼을 때 소아들에게 호흡 저하, 동공 축소 등의 부작용이 심심치 않게 발생하기도 합니다(Use of Codeine- and Dextromethorphan-Containing Cough Remedies in Children Committee on Drugs Pediatrics June 1997).

병을 낫게 하려고 복용한 약인데 증상이 없어지는 것은 먹을 때뿐이고 치료는 되지 않으니 도대체 언제까지 먹어야 하는지 모르겠고, 약의 장기복용으로 부작용까지 얻게 된 환자들은 이제 다른 길을 찾아보게 됩니다.

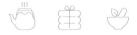

이 병원, 저 병원을 떠도는 환자들

약을 먹을 때만 좋아지는 것은 병이 나은 것이 아니라 증상을 잠시 가려주기만 한다는 것을 이제 환자들도 알고 있습니다. 약을 먹으면서도 '이게 아닌데' 싶고 약을 끊을 방법이 없을까 고민합니다.

"잘 치료해서 이 양약 이제 안 먹고 싶어요."

"양약을 평생 먹어야 한다고 생각하니 너무 괴롭고 부담스러워요."

"진짜 약을 끊을 수 있을까요? 이 약, 저 약 먹다 보니 약만 한 주먹이에요."

한의원에서 환자들에게 많이 듣는 말들입니다. 답 없는 만성질환에 시달리는 환자들은 결국 이 병원, 저 병원을 전전하게 됩니다.

'혹시 나한테 딱 맞는 다른 약이 있지 않을까?'

'내가 갔던 병원에서 진단을 놓친 것이 아닐까?'

'다른 병원에서는 다른 병으로 진단할 수도 있지 않을까?'

답답한 마음에 인터넷 검색을 해보면 이 병원에서 말하는 병이 내 증상과 똑같은 것 같고, 광고만 보면 다 고칠 수 있을 것 같은 생각에 혹시나 하는 마음으로 또 진료를 받아봅니다.

요새는 병원마다 혹하게 하는 광고들을 쏟아내기 때문에 환자들은 진짜 정보를 얻기가 더 어려워졌습니다.

사실 "검사상으로는 이상이 없다"라는 이야기를 들은 환자들이 이 병원, 저 병원을 가보는 것은 병원 쇼핑을 하는 것이 아니라 뭐라도 명확한 '병명'을 듣고 싶어서인 경우가 많습니다.

김춘수 시인의 '꽃'에서는 "내가 그의 이름을 불러주었을 때 그는 나에게로 와서 꽃이 되었다"라고 했습니다. 우리는 '이름'이 붙어야, 언어로 무언가 규정이 되어야 머리로 인식할 수 있습니다. 자신에게 이러이러한 증상이 실체가 있는데 아무도 이름을 안 붙여주니 얼마나 답답합니까. 차라리 누구라도 '이거다'라고 병명을 붙여주면 그것으로 믿고 싶어 합니다.

신경자극 증상이 없는 요통 환자분들에게 아무리 "이건 디스크가 아닙니다" 해도 "검사에서 디스크 기가 있다고 했어요. 나는 디스크예요" 하는 분들이 많습니다. 병원에서 내 증상에 이름을 붙여주었으니 그냥 디스크라고 믿고 싶은 것 같습니다. 디스크를 치료하겠다고 주사도 맞고 진통제도 먹지만, 낫지 않으면 그저 '디스크가 잘 안 낫는구나. 나중에 더 심해지면 수술을 해야 하는구나'라고 생각해버리는 경우도 있습니다.

'병명'을 듣고 싶어서 이 병원, 저 병원 가봤는데 붙여주는 병명이 다 다른 경우도 흔하지요. 피부 환자분을 진료할 때 "A병원에서는 습진이라고 했는데, B병원에서는 아토피라고 했고, C병원에서는 건선이라고 했어요" 하시는 분들이 많죠.

A병원에서 습진이라고 해서 습진 치료를 했는데 낫지 않고, B병원에서 아토피 치료를 받고, C병원에서 건선 치료를 받고···. 그렇게 병원을 돌고 돌다가 정확한 병명도 치료법도 찾지 못하는 분들은 노니, 유산균, 양파즙 등 좋다는 영양제나 건강보조식품에 혹해서 많은 돈을 쓰기도 합니다.

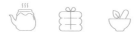

진짜 원인을 찾지 않으면
나을 수 없다

    신경자극 증상이 없지만, 병원에서 "디스크 기가 있다"라고 했던 만성요통 환자분, 통증의 원인이 과연 '디스크'일까요? 이 경우, 자세 교정, 운동, 체중 조절, 침 치료로 완치되는 경우가 부지기수입니다.

    병원에서 들은 한마디만으로 '난 디스크가 있어서 아픈 거니까 어쩔 수 없다. 주사 맞고 버티다가 안 되면 수술해야지'라고 생각한다면 나을 수 없습니다.

    습진, 아토피, 건선 병명도 여기저기서 다르게 들은 피부질환 환자분, 과연 그 '병명'이 원인일까요? 이런 질환들은 음식, 체질 개선, 어혈 치료 등으로 완치됩니다. 증상만 가려주는 독한 스테로이드만 몇 년 먹는다고 나을 수 없습니다.

    MRI에서 이상이 발견되지 않은 만성두통 환자분은 진통제로만 버티면서 지낸다면 나을 수 없습니다. 두통의 원인이 근육 긴장인지, 소화기 문제인지, 수면인지 제대로 찾아야 나을 방법이 생깁니다.

    이런 환자분들에게 말하고 싶습니다.

"검사한 대로 치료를 했는데 낫지 않는 경우, 검사와 병명에 의존해서는 안 됩니다."

"증상을 가려주기만 하는 대증 치료는 답이 될 수 없습니다."

그리고 검사상으로는 이상이 없는 만성피로, 이상발한, 식욕 부진, 수족냉증, 지속되는 몸살, 원인불명의 발열, 생리불순, 두통, 만성기침 등의 환자분들께 "검사상 이상이 없다고 병이 없는 것이 아닙니다. 그리고 치료할 수 있습니다"라고 말하고 싶습니다.

병이 낫지 않는 이유는 자세, 음식, 수면, 운동 등 환자분의 생활습관에서 찾을 수도 있고, 어혈, 담음, 수독, 기울 등 한의학의 진단과 치료가 정답이 되는 경우도 있습니다.

내 병은 무엇인지, 내 병이 낫지 않는 이유가 무엇인지, 어떻게 하면 나을 수 있을지, 궁금하신가요?

한의원에서 저희가 하는 일은 이렇습니다.

• 원인이 되는 생활습관을 찾아줘 환자 스스로 질병을 고칠 수 있게 도와줍니다(식이, 자세, 운동, 수면).

• 양방에서는 없는 병명이지만 한의학에서는 뚜렷한 병명으로 진단할 수 있는 경우, 그에 맞는 치료를 합니다(담음, 어혈, 수독, 허증 일상에서 쓰지 않는 용어라 낯설게 느껴지지만, 정확히 그 병명으로 진단이 되는 경우 치료는 정말 드라마틱하게 이루어집니다).

• 병원에서 검사한 대로 치료를 받았지만, 증상만 가려지고 낫지

않는 경우는 다른 근본적인 원인을 찾아 잘 치료해 양약을 끊을 수 있도록 도와드리기도 합니다(만성통증, 호르몬 불균형, 난치성 피부질환, 알레르기 질환 등).

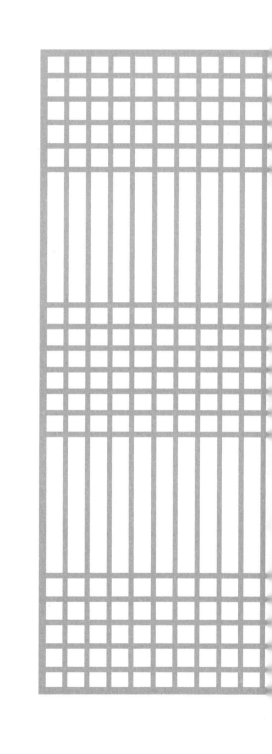

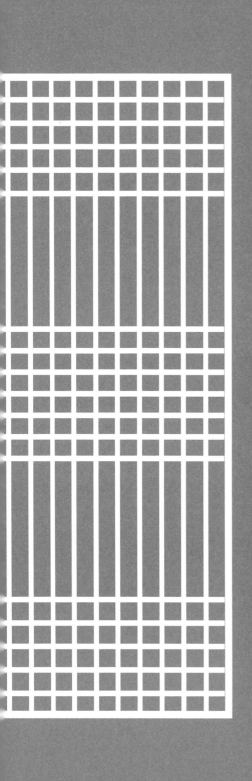

2장

낫지 않는
이유를 찾다

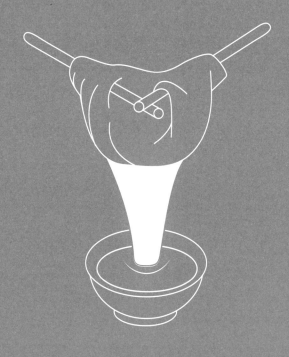

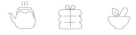

병이 생긴 진짜 원인을
찾고 치료한다

만성질환의 원인을 찾아서

'어제 발목이 확 삐어서 붓고 아파요', '산에서 데굴데굴 구른 뒤에 허리가 아파요' 이런 급성질환은 왜 아픈지 환자도, 의사도 너무나 정확히 알 수가 있습니다. 원인이 명확하니 치료 계획을 세우는 것도 어려울 것이 없죠.

그런데 '어제 잠을 잘못 잤는지 목이 안 돌아가요'와 같은 경우는 어떨까요? 환자분은 '어제 이상한 자세로 잠을 자서' 생긴 급성질환이라고 생각하시겠지만, 사실 이런 경우는 어제 잠을 잘못 잔 것이 원인이 되지는 않습니다. 컨디션이 좋은 상태라면 아무리 이상한 자세로 구겨져서 자더라도 담이 오지 않거든요.

평소에 누적된 전신적인 피로가 근육의 피로에 영향을 주고, 좋지 않은 자세나 운동 부족, 스트레스, 불면 등 많은 요인들이 목 주변 근육의 긴장을 만들 수 있습니다. 이런 경우는 진짜 원인이 무엇인지 찾아가는 과정이 필요합니다.

급성에서 만성이 되는 기준은 증상마다 다릅니다. 학자마다 조금씩 차이는 있지만, 기침은 3주, 두드러기는 6주, 두통은 3개월이 지나면 만성이라고 합니다. 각각의 질병에는 자연사가 있는데, 그 기간을 지나도 증상이 낫지 않고 지속되거나 반복되면 만성의 범주에 듭니다.

질병의 자연사라는 것은 '질병이 어떤 처치도 가하지 않고 발생 초부터 끝까지 어떤 경과를 거치게 되는가 하는 것'인데, 예를 들어, '감기'는 걸리고 나서 아무런 치료를 하지 않아도 보통 일주일 정도면 낫습니다. 감기 초기에 오한, 근육통, 재채기 등의 증상이 있다가 콧물, 가래, 기침이 생겼다가 없어지죠.

그런데 검사상 이상 없이 으슬으슬하고 땀이 나고 근육통이 있는 초기 감기 기운이 한 달, 두 달 지속된다면? 감기 증상이 자연사와는 다르게 '만성'으로 지속되는 이유를 적극적으로 찾아야 합니다(이런 증상을 한의학에서는 '표증이 있다'고 표현하는데, 체력이 극도로 떨어지거나 갱년기로 인한 호르몬 변화, 또는 몸이 너무 냉해서 등 다양한 원인이 있을 수 있습니다).

이런 만성질환 환자분들은 각종 검사에서는 명확한 원인을 찾을 수 없어서 오한, 근육통에는 종합감기약이나 근육이완제, 만성기침에 진해거담제, 두드러기에 항히스타민제, 두통에 진통제 식의 대증 치료만 하다가 한의원에 오시는 경우가 많습니다.

한의사들은 만성질환의 원인이 환자의 생활습관에 있는지, 한의학적인 병명에서 답을 찾을 수 있을지, 그 힌트를 진찰과 환자와의 대화를 통해 얻어야 합니다.

한의원에서 답을 찾는 과정

환자를 치료하는 일은 늘 보람되고 즐겁지만, 많은 한의사들이 임상 초반에는 혼란을 겪습니다. 양방 치료처럼 '매뉴얼'이 있는 것이 아니기 때문입니다.

예를 들어, 3주 이상 지속된 만성기침을 호소하는 환자를 치료할 때 이비인후과에서는 ① 진해거담제로 대증 치료를 해본다, ② 폐렴이 있는지 x-ray를 찍어본다, ③ 결핵이 있는지 객담 검사를 해본다, ④ 역류성 식도염약을 처방해본다 등의 진료 매뉴얼이 존재합니다.

증상을 두고 가능한 진단명을 찾는 방식이라고 생각하면 쉽습니다. 이 중에 하나에 걸리면 그것을 치료하게 되는데 ④번까지 해봐도 답을 못 찾은 환자들이 보통 한의원에 내원합니다.

한의학은 질병이나 병명 위주로 치료를 하는 의학이 아닙니다. 증상을 호소하는 '사람'을 잘 살펴봐야 정확한 치료법을 제시할 수 있습니다. 환자의 체형이나 체력 상태를 고려하고 식이, 수면 등의 생활습관 중 원인이 되는 것을 찾기도 합니다. 그래서 똑같은 증상을 치료하기 위해서 온 열 명의 환자에게 모두 다른 처방을 내리기도 합니다.

만성기침 환자에게 기관지 보약을 쓰는 경우도 있지만, 소화기 치료약을 쓰기도 하고, 몸을 따뜻하게 하는 처방이 필요한 경우도 있습니다. 불면증을 개선하는 약이나 체중 감량을 도와주는 처방을 했을 때 치료가 되는 경우도 있으니 정확한 처방을 내리기 위해서는 원장실에서 아주 긴 이야기를 나눌 수밖에 없습니다.

만성기침을 치료하러 가면 한의사가 소화기 상태도 물어보고 체중이 최근에 늘었는지 빠졌는지, 잠은 잘 자는지, 추위를 많이 타거나 땀이 지나치게 많은지, 얼굴로 열이 오르는지 등 기침이랑은 상관없을 것 같은 질문을 참 많이 할 것입니다. 만성기침의 진짜 이유가 무엇인지 찾기 위한 과정입니다.

그리고 만져서 확인하는 진료 과정도 필수적입니다. 기침의 원인이 소화기일 수 있으니, 복부를 만져봅니다. 위장을 눌러봐서 덩어리나 압통이 있는지를 봅니다. 위장에 단단한 담적이 있으면 위장형 기침을 먼저 의심할 수 있기 때문입니다. 피부가 건조하고 거칠면 호흡기도 건조하지 않을까 생각합니다. 비염 때문에 생기는 후비루(콧물이 목 뒤로 넘어가는 현상)도 기침을 유발할 수 있기 때문에 콧속의 점막을 살펴봐서 부종, 홍조, 염증, 분비물도 확인해야 합니다. 인후에 아픈 곳은 없는지 눌러보기도 합니다.

전체적인 몸 상태를 보기 위해 진맥, 복진(복부 압박을 통한 진단법), 설진(혀의 상태를 보는 진단법)도 해야 합니다. 그래야만 검사에서 보이지 않던 부분, 치료했는데도 낫지 않았던 진짜 원인이 보이기 시작합니다.

간혹 인터넷에서 "동네 한의원을 갔는데 참 친절하고 길게 진료를 봐주셨어요" 하는 글을 보는데요. 한의사 입장에서 말씀드리면, '자세히 관찰하고, 그렇게 이것저것 물어보고 눌러보면서 진찰을 해봐야만, 맞는 치료법을 찾을 수 있기 때문'입니다.

환자와의 진실게임

만성질환에서 '증상'만 덮어두는 치료가 아닌, 병의 진짜 원인을 찾기 위해서 한의사들은 오늘도 원장실에서 환자와 '진실게임'을 합니다. 환자가 '믿고 있는' 병이 생긴 원인과 진짜 원인을 감별하는 작업이 필요한 것이죠.

70대 할머니가 말씀하십니다.

"내가 50년 전에 애를 낳을 때 허리를 틀어서 낳아서 지금 이렇게 허리가 아파."

할머니의 요통은 정말 출산이 원인일까요? 어느 50대 환자분은 '군대에서 치료를 제대로 못 받아서' 지금 어깨가 아프고, 어떤 분은 10여 년 전, '순대를 잘못 먹은 뒤로' 지금까지 소화가 안 된다고 이야기하기도 합니다.

사람들은 당연히 어떤 일이 일어나면 그 일이 일어난 이유가 무엇인지 생각하게 됩니다. '내가 왜 아프지?'라는 고민을 할 때도 시간적으로 바로 전에 일어난 사건이 이유라고 생각할 확률이 높습니다. 이것은 우리가 선후관계와 인과관계를 혼동하기 때문인데요.

선후관계는 사건 A가 일어난 뒤 사건 B가 나타나는 것을 말합니다. '까마귀가 날자(A) → 배가 떨어진다(B)'는 시간적 선후관계일 뿐, 배가 떨어진 원인이 까마귀는 아닙니다.

인과관계는 사건 A가 사건 B의 진짜 원인이 되는 것입니다. '해가 뜨면(A) → 기온이 올라간다(B)'로 기온이 올라가는 원인은 해가 뜨는 것이 될 수 있습니다.

환자들은 대부분 선후관계를 생각해서 병의 원인을 찾는 경우가 많습니다. 하지만 증상을 일으키는 원인은 사실 그렇게 단순하지 않기 때문에, 환자가 말하는 병의 원인 외에 다른 변수가 있는지 꼼꼼히 찾아봐야 합니다. 최근에 무리한 일이 있었는지, 스트레스가 쌓일 만한 상황인지, 잠을 푹 못 잤는지, 운동을 너무 과하게 했는지, 체중이 빠졌거나 늘었는지, 식습관이 바뀌었는지, 복용하고 있는 약물은 무엇인지 등, 만성 질병의 경우 이런 여러 가지 요인이 한꺼번에 영향을 미치기 때문에 병의 진짜 원인을 찾는 과정이 길고 복잡해집니다. 한의원에서는 환자 한 분을 진찰하고 처방하는 데 1시간을 훌쩍 넘기게 되는 경우도 많습니다.

진짜 원인을 드러내기

앞서 언급했듯이, 다친 경우는 그 원인을 쉽게 알 수 있습니다. 관절이나 근육의 통증 중 특정 동작을 반복해서 악화되는 경우도 원인을 알아차리기가 쉽습니다. 이런 경우 환자분에게 스스로 관절, 근육을 손상시키는 행동요인을 줄이라고 하면 이해를 잘합니다.

하지만 관절이나 근육이 아픈데 아픈 원인을 잘 모르고 있는 경우는 원인을 '콕' 짚어줘야 합니다. 자신도 모르게 자세가 한쪽으로 삐딱하고 구부정하다거나, 한쪽 손잡이나 짝다리처럼 한쪽 근육, 관절만 쓰는 등 자세와 습관은 무의식중에 통증의 원인이 되는 경우가 많습니다.

서서히 누적되어 증상을 만들어내는 원인으로는 식사 습관도 있습니다. 밀가루, 커피, 우유, 기름진 음식, 인스턴트 등 위장을 자극하거나 내부에서 염증 반응을 일으키기 쉬운 음식은 바로 악화요인으로 작용하지 않더라도 모르는 사이 누적되어 질병을 만들어냅니다.

병의 원인을 알지만, 개인적인 상황 때문에 어쩔 수 없는 경우도 있습니다. 쉬어야 나을 수 있는 병인데 직업적·경제적 사정으로 통증을 참아가며 일을 해야 하거나 다른 사람의 도움 없이 혼자 아이를 돌봐야 하는 경우 등은 쉬고 싶어도 쉴 수가 없는 상황이죠. 살찌는 원인을 알면서도 식욕을 주체하지 못해 달고 기름진 음식이나 술을 먹게 되어 비만과 과체중을 피하지 못하게 되는 경우도 있습니다.

형사가 범인의 소재를 알았다고 해서 항상 잡을 수 있는 것은 아닙니다. 잡기 쉬운 범죄자가 있는가 하면, 알고도 못 잡는 경우도 있으니까요. 하지만 병의 원인을 알고도 상황상 어쩔 수 없는 경우라 하더라도 포기하지 않고 어떤 해결 방안이 있을지 치료 계획을 같이 세우고 고민해나갑니다.

치료 계획 같이 세우기

질병의 원인을 어느 정도 파악했다면, 어떻게 치료하고 관리를 해나갈 것인지, '치료 계획'을 개별 증상과 환자의 여건에 맞게 잘 설계해주는 것이 가장 중요합니다.

의학이란, 환자의 정보를 수집해서 합리적으로 처리해서 재구성하고, 그에 맞는 치료를 설계하는 것입니다. 한 번에 딱 맞는 약을 족집

게처럼 골라서 한 방에 치료가 된다면 그야말로 다행인 일이지만, 사실 저희가 그보다 중요하게 생각하는 것은 환자 개개인에게 필요한 생활관리입니다.

만성질환의 원인을 찾다 보면, 환자 본인이 잘못된 자세나 식습관, 운동 등으로 스스로 병을 만들어낸 경우가 대부분이기 때문입니다. 좋은 음식을 먹거나 좋은 운동을 하는 것보다 우선시되어야 할 것은 환자가 잘못 생각하고 있는 병의 원인과 치료법을 바로잡는 것입니다.

종일 힘들게 일하고 기운이 하나도 없는데 체력을 키운다고 이를 악물고 등산을 한다거나, 잠을 쉽게 들지 못해서 괴로울 때 술을 해결책으로 여기거나, 비만하신 어르신이 어지러운 증상의 원인을 '허약해서'라고 생각해서 너무 잘 챙겨 드신다거나, 몸이 무거워져서 더 피곤한 것인데 입맛 살려주는 홍삼을 계속 먹는 등, 이렇게 환자 본인은 잘 찾은 원인과 해결법이라고 생각했던 것들이 사실은 질병을 악화시키는 경우가 많기 때문에 이런 것들을 먼저 바로잡는 것이 우선입니다.

이후에 이루어지는 치료 계획은 이제 저희의 몫입니다. 그리고 그 계획을 환자분과 충분히 공유해야 합니다.

한의사는 해당 질환에 대한 전문적인 지식과 충분한 임상경험을 토대로 치밀한 치료 계획을 세웁니다. 치료가 필요하지 않거나 그냥 지켜보기만 해야 할 경우도 있습니다. 치료하더라도 빨리 좋아지는 경우, 시간이 걸리는 경우, 회복이 어려운 경우도 있습니다. 제가 치료하지 못하거나 진찰이 더 필요한 경우는 다른 병원으로 진료를 의뢰할 수도 있습니다. 그리고 다른 병원 치료를 병행해야 하는 경우도 있을 수 있습니다.

이것은 해당 증상에 대한 전문적인 지식과 충분한 임상경험을 가진 진료의에게 믿고 맡겨야 하는 부분입니다. 이 과정에서 납득할 만한 설명을 듣고 이해시키는 것은 한의사의 몫이라고 할 수 있습니다. 그렇게 해서 한의원에서 치료가 가능하다면 그렇게 진찰하고 나서 진찰 결과를 설명하고, 치료 계획이 세워집니다.

- '㉠이라는 치료를 하고 어느 정도 좋아지면 ㉡으로 넘어갑니다.'

예) 허리를 급성으로 삐끗했다면 절대 안정하면서 치료에 집중하고, 움직임이 자연스러워지면 운동과 스트레칭을 병행하세요.

- 'A라는 처방을 써서 효과가 없으면 B라는 처방을 쓰고, B라는 처방을 써서 듣지 않으면, 아주 드문 경우지만 C라는 처방을 써야 합니다.'

예) 임상적으로 이 증상을 70% 확률로 치료할 수 있는 약을 드릴 텐데, 이 약이 듣지 않는다면 다른 원인을 생각하고 약을 변경하겠습니다.

이와 같은 처방 매뉴얼이 합리적으로 구축될 것입니다.

"환자분은 본인의 증상을 꼼꼼히 보고 관찰하세요. 열심히 치료해드릴 테니 제가 정해드린 치료 기간 동안 저를 잘 따라오시고, 지켜야 하는 생활습관에 유의해주세요"라는 당부와 함께 치료가 시작됩니다. 동시에 저는 환자 생활 전반에 깊숙이 관여하게 됩니다.

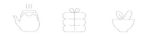

낫지 않는 이유의 실체

한의사가 보는 병의 원인

나는 분명히 불편한 증상이 있는데 병원에서는 이상이 없다는 말을 들으셨나요? 양방에서는 없는 병명이지만 한의학에서는 뚜렷한 병명으로 진단할 수 있는 경우가 있습니다. 담음, 어혈, 수독, 표증, 열증 등 지금 우리 일상에서는 쓰지 않는 용어라 낯설게 느껴지지만, 한의학적으로 정확히 그 병명으로 진단되는 경우, 치료는 정말 드라마틱하게 이루어집니다.

표증

'표증'이라는 단어는 처음 들어보셨죠? 표(表)는 쉽게 말하면, '껍데기'입니다. 그래서 '표증'이란 몸의 표면에 증상이 있는 것을 뜻합니다. 환자분들께는 "나무가 영양분이 부족해서 말라갈 때 나뭇가지의 끝부터 시들어가죠? 영양분이 말단 부위까지 전달이 안 되는 거예요"라고 비유를 들어 설명해드립니다.

우리 몸에서 이렇게 체표로 순환이 잘되지 않는 상황이 생기면 몸이 으슬으슬 춥고 몸살기가 있는 것처럼, 근육통이 생깁니다. 재채기하거나 손발이 차갑고 식은땀이 줄줄 나는 경우도 있습니다.

말단 부위까지 혈류의 순환이 잘 이루어지지 않는 원인은 체력이 많이 떨어지는 상황과 연관이 있기 때문에 보통 무기력감과 피로감도 동반됩니다. 쉽게 말하면 감기 걸린 것 같은 불쾌감, 신체 위화감이 평상시에도 계속 지속되는 것이죠. 대부분 이런 증상으로 고생할 때 종합감기약을 먹거나 진통제, 근육이완제 등으로 버티는 경우가 많은데, 순간적으로는 증상이 없어지는 것처럼 보여도 금방 다시 재발하게 됩니다.

열증

열증과 한증은 모두 체온을 균형적으로 조절하는 기능이 떨어지면서 나타나는 증상입니다. 체내에 비정상적인 열독이 쌓이는 열증이 있으면 평소 몸에 열이 나거나 더위를 싫어하고, 찬물을 즐겨 마시며, 얼굴이 벌겋게 상기되기도 하고, 입이 마르면서 백태가 두껍게 끼게 됩니다.

더운 증상으로만 나타나는 것이 아니라 열증이 있는 경우 대부분 염증이 쉽게 발생한다는 특징이 있습니다. 구내염이나 여드름, 비염, 편도염 등이 생기기 쉽습니다. 비정상적인 열은 체내의 수분을 말리기 때문에 안구 건조증, 입마름, 변비 등도 나타날 수 있고, 소변의 색이 진하고 냄새가 심해집니다.

한증(냉증)

한증도 체온을 균형적으로 조절하는 기능이 떨어지면서 나타나는 증상입니다. 한증이 있는 경우, 추위를 쉽게 타고 따뜻한 것을 좋아합니다. 손발이 찬 수족냉증 때문에 집에서도 늘 수면양말을 신고 있는 경우가 많습니다. 맥이 약한 경향이 있으며 얼굴이나 혀의 색도 창백한 경향이 있습니다(한의학에서는 '설진'이라고 해서 혀의 색이나 백태, 건조도 등을 진찰의 중요한 도구로 사용합니다).

또한, 한증은 열증에 비해서 체취가 비교적 덜하다는 특징도 있습니다. 소변도 보통 맑고 투명하면서 냄새는 별로 없는 경우가 많죠. 몸이 차면 혈액순환이 떨어지고 조직은 충분한 영양을 받기 힘들기 때문에 생리통, 생리불순, 난임, 만성소화기질환, 식욕 저하, 수족냉증, 손발 저림 등이 생기기 쉽습니다.

허증

'허증' 하면 어떤 것이 떠오르시나요? '마음이 허하다', '허약하다' 이런 표현들은 우리 일상에서도 많이 사용하는데, 한의학에서 말하는 허증이란, 정기(正氣)가 약한 상태. 즉, 회복력이 부족해진 상태입니다. 속이 비고 약하고 어딘가 구멍이 뚫려 새어나가서 압력이 낮아져 있는, 비유하자면 바람이 빠져 흐물흐물해진 풍선 같은 몸의 상태를 '허증'이라고 합니다.

타고난 체질 자체가 허약한 경우도 있지만, 큰 병을 앓거나 수술을 한 뒤에 체력이 극도로 떨어져 허증에 걸리는 사람도 있습니다. 출혈이 지나치거나 땀을 많이 흘리거나 설사를 심하게 한 것도 허증의 원인이 될 수 있습니다.

허증 상태에서는 질병과 싸우는 힘인 면역력이 떨어져서 감기에 걸리기 쉽고, 대상포진이나 구안와사 등 바이러스성 질환들로 고생하기도 합니다. 조금만 피로하면 방광염, 질염, 편도염 등이 수시로 반복되는 분들도 허증이 원인인 경우가 많습니다.

아이나 어른이나 모두 허증이 생길 수 있지만, 특히나 노인분들은 허증을 제때 치료하지 않으면 급격히 상황이 안 좋아지는 경우가 많습니다. 어르신들이 "한 해, 한 해가 다르다"라는 하는 말씀을 자주 하시는데요. 나이가 들면서 한 해, 한 해 당연히 체력이 조금씩 떨어지지만, 어느 순간 급격히 훅 허약해지면서 늙게 되는 시기가 있습니다. 기력이 없고 입맛도 없다고 하시면서 심지어 체중이 줄어들기도 합니다.

이런 분들은 맥도 약하지만, 복부를 만져보면 솜 위에 거죽을 덮어놓은 것처럼 배가 푹 힘없이 꺼집니다. 허증 상태일 때는 내부장기의 탄력성도 줄어들기 때문에 이렇게 복력(배의 힘)이 떨어지고, 심하면 어르신들이 배에 힘이 없어 허리가 자꾸 굽어진다는 표현을 하시기도 합니다.

실증

'실증'이라고 하면 어떤 생각이 드시나요? '과일이 실하다'라는 표현도 있고, 튼실한 아가를 보고 "아이고, 고놈 참 실하구나" 하시는 어르신들도 있죠.

일상에서 이렇게 '실하다'라는 표현은 긍정적인 방향으로 쓰이지만, 한의학에서 말하는 실증은 '무언가 가득 차 있는데 빠져나갈 구멍 없이 압력이 높아져 있는 상태'를 뜻합니다. 금방이라도 터질 것같이 불안한 풍선이나 만삭의 임산부보다 더 빵빵한 배를 가진 아저씨를 생각해보면 이해가 쉬울 것입니다.

너무 꽉 막히고 압력이 높아지면 우리 몸의 정상적인 기혈 순환이 방해를 받기 때문에 여러 가지 문제들이 발생합니다. 만성피로가 대표적이고, 어깨결림, 변비, 통풍, 두드러기, 관절통 등 많은 증상이 실증이 원인이 되어 나타납니다.

이런 분들은 빵빵하고 터질 것 같은 압력을 낮춰주고 몸을 '청소'하고 '해독'하는 치료가 필요합니다. 또한, 식이조절이나 금주가 반드시 동반되어야 하는 경우도 많습니다.

어혈

어르신들이 넘어지거나 삐어서 멍이 퍼렇게 들면 '죽은 피'나 '어혈'을 빼달라며 오시는 경우가 있습니다. 이렇게 외상에 의해 생기는 내부출혈도 어혈이지만, 사실 한의학에서 말하는 어혈은 더 넓은 의미가 있습니다.

어혈이란, 몸 안의 혈액이 제대로 순환이 되지 않아서 혈류가 한자리에 정체되면서 생기는 것으로, 다양한 증상이 생길 수 있습니다. 비정상적인 출혈(코피, 잇몸의 출혈, 치질, 생리 기간이 아닌데도 비정상적인 자궁출혈)로 증상이 나타나기도 하고, 모세혈관이 터지거나 압력이 증가하면서 피부나 혈관의 변화(하지정맥류, 안면의 홍조, 검붉은 안색)가 관찰되기도 합니다. 혈류의 순환이 원활하지 않으면 통증으로 이어질 수 있습니다. 온몸 이곳저곳을 돌아다니면서 시리거나 아픈 증상으로 어혈이 표현되는 경우입니다.

어혈은 교통사고나 염좌, 타박, 수술 등 외부 손상으로 인해 생기기도 하지만, 정신적인 스트레스나 충격으로 인해서 혈관이 수축되고 혈액순환에 문제가 생기면서 나타나는 경우도 많습니다.

담음

우리 몸에는 여러 군데에 수분이 존재합니다. 땀, 가래, 침, 콧물 등 겉으로 드러나기도 하고 림프액이나 혈장 등으로 존재하기도 합니다. 이런 체내의 수분을 한의학에서는 '진액'이라고 합니다. 이 '진액'의 대사나 배출이 원활하지 않을 때 몸 안에서 비정상적인 노폐물로 쌓이게 되는데, 이 걸쭉하고 탁한 찌꺼기를 '담음'이라고 합니다.

한의학에서는 인체가 건강한 상태를 유지하는 데 기와 혈이 잘 통하는 것이 필수적이라고 생각합니다. 하지만 '담음'은 이런 기혈의 흐름을 방해하기 때문에 '십병구담(十病九痰)'이라는 말도 있습니다. '열 가지 병 중에 아홉 가지는 담음이 원인이 된다'라는 뜻인데, 그만큼 체내에 탁한 찌꺼기가 쌓이지 않는 것이 중요하다는 의미입니다.

담음은 특히 소화기 쪽으로 증상이 많이 나타납니다. 별다른 이유 없이 살이 쉽게 찌고, 윗배가 붓는 듯하고 더부룩합니다. 위장 운동성이 떨어지면서 가스가 차고 트림이 잘 나며 굶어도 배가 고픈 느낌이 잘 들지 않습니다.

이렇게 윗배가 더부룩하고 답답한 느낌이 오래되면, 복강의 압력이 횡격막 위 흉강까지 압박해서 심장이나 흉부 쪽 순환까지 문제가 생기는 경우가 많습니다. 가슴이 답답하고 두근거리기도 하고 불안하거나 죽을 것 같은 공포감을 호소하기도 합니다. 심하면 불안신경증이나 공황장애 진단까지 받는 경우가 있습니다.

수독(水毒)

우리 몸의 70%는 물로 이루어져 있습니다. 수분은 혈액, 장기, 세포를 구성하고 영양분을 전달하거나 체온을 유지하는 등 많은 역할을 하는 필수적인 물질이죠. 이렇게 중요한 물을 많이 마시기만 한다고 해서 좋을까요?

할 일을 끝낸 체내의 수분은 땀, 소변, 대변, 호흡 등으로 잘 배출되고 또 새로운 물을 섭취하는 것이 반복되어야 하는데, 이러한 수분대사가 잘 일어나지 않을 경우, 여러 가지 증상이 나타날 수 있습니다. 이것을 한의학에서는 '수독', '수증'이라고 합니다.

몸이 물에 젖은 솜처럼 붓고 무겁습니다. 검사를 하면 신장이나 심장 등에는 이상이 없지만, 아침에 얼굴과 손이 붓고 저녁에는 다리가 붓습니다. 또한, 부으면서 체중도 쉽게 잘 증가합니다. 두면부 쪽 증상으로는 어지러움이 흔합니다. 심하면 귀에서 소리가 나는 이명 증상을 호소하기도 합니다.

소변이 시원하지 않고 갈증이 나기도 합니다.

기울(氣鬱)

우리는 일상생활에서 기(氣)가 들어간 말을 참 많이 씁니다. "기분이 좋다", "기절했다", "기통차네" 등. 그런데 기(氣)란 도대체 무엇일까요?

한의학에서 기(氣)는 기분(氣分)을 나타내는 우리의 심리 상태를 의미합니다. '기가 잘 통한다'처럼 몸에서 에너지와 신체대사의 흐름을 뜻하기도 합니다. 사람의 심리 상태와 인체 내부의 흐름이 밀접하게 관련되어 있기 때문에 같은 용어로 쓰고 있는 것입니다.

어떠한 일로 놀라거나 언짢아서 어이없는 경우, 부정적인 표현으로 '기가 막히다'라고 하죠. 이렇게 스트레스를 받아 기막힌 상황이 되면 가슴이 답답해지고 소화가 안 됩니다. 한의학에서는 이렇게 정신적인 충격이나 스트레스로 인해서 신체 기능이 저하되고 신진대사가 잘 이루어지지 않는 상태를 기울(氣鬱), 또는 기체(氣滯)라고 하는데, 기의 흐름이 막히는 기울(氣鬱) 상태가 되면 일단 몸이 무겁고 의욕이 없어지면서 피로해집니다. 가슴이 답답하고 한숨을 쉬기도 합니다. 소화도 잘되지 않고 더부룩해서 식후에 식곤증이 오기도 합니다.

심하면 배가 빵빵하고 부풀어 오르는 느낌이 들어 괴롭고 대소변도 시원하지 않습니다. 기울증이 심해지면 수분의 대사에도 영향을 미쳐서 몸이 푸석하게 붓는 경우도 많습니다.

스스로 만든 원인 : 음식, 자세, 스트레스 운동

음식

예전에는 골고루 먹어야 건강하다고 했습니다. 요즘에는 거기에 더해서 영양제, 건강 기능 식품까지 챙겨 먹지 않으면 안 되는 것처럼 생각합니다. 텔레비전에 연예인들이 영양제를 한 움큼씩 먹는 장면들도 자주 볼 수 있죠.

하지만 한번 생각해볼 필요가 있습니다. 없어서 못 먹는 시대인지, 영양과잉이 병이 되는 시대인지 말이죠. 환자를 치료하다 보면 뭘 더 먹어서 좋아지는 경우보다 안 좋은 음식을 끊어야 좋아지는 경우가 더 많습니다.

이른바 무언가를 더 먹는 '플러스 영양학'보다 필요 없는 것을 덜 먹거나 자제하는 '마이너스 영양학'이 필요하다는 이야기입니다. 하지만 아직 많은 분들이 여전히 플러스 영양학을 실천하고 있습니다. 장 건강을 위해 유산균을 먹으면서 항생제에 만성적으로 노출되기도 하고, 위 건강을 위해 양배추즙을 먹으면서 밀가루와 커피로 위장을 자극하기도 합니다.

건강하려고 골고루 먹는다는 것이 골고루 망가뜨리는 상황을 만들 수도 있습니다. 그만큼 현대사회에서 여러 음식의 유혹은 대단하기도 하고, 화학적으로 가공된 음식은 독이 됩니다.

어떤 음식이 독이 될까요? 음식을 먹었을 때 내 몸의 반응을 확인하면 알 수 있습니다. 위가 답답하고 더부룩하거나 쓰리다면 악화반응입니다. 대변이 설사나 변비의 형태로 나타나거나 대변의 냄새가 증가합니다. 피부는 건조하거나 어두워지고 습진, 두드러기가 발생하기도 합니다. 피로하고 졸려서 넋을 놓거나, 불필요한 낮잠이 증가하며 짜증이 늘고 산만해집니다.

음식은 소화기에 직접 작용하지만, 피부, 뇌 활동, 대사질환과 연관이 있기도 합니다. 음식이 소화기를 망가뜨리는 상황은 두 종류로 나누어볼 수 있습니다.

첫 번째는 위장의 점막을 자극해서 염증을 만들어내는 경우입니다.

술, 짜고 매운 자극성 음식, 기름진 음식, 스트레스 등으로 위장을 자극하면 위 점막에 염증이 생겨 위염이 됩니다. 염증이 한번 생기면 내장감각의 과민성이 증가해서 위장은 더 예민해집니다. 점막이 뻘겋게 붓고 성난 상태에서는 조금만 더 자극되어도 확 뒤집히는 것이죠. 속이 쓰리고 아픈 것은 당연하고, 항상 위가 더부룩하고 답답하며 트림이 잦아집니다. 만성장염이나 과민성대장증후군이 같이 오는 경우도 흔합니다.

두 번째는 불규칙한 식생활이나 과식, 야식 등으로 위장의 운동성에 문제가 생기는 경우입니다. 위는 주머니처럼 생긴 장기이고, 연동운동을 하면서 음식을 분쇄, 소화시킵니다. 식사를 굶었다가 한 끼에 몰아 먹거나 밤에 먹고 바로 잠을 자거나 하는 습관을 반복하면 주머니처럼 생긴 위가 아래로 처지는 위하수가 생기고, 위장 운동성이 떨어지면서 여러 가지 증상들이 나타날 수 있습니다.

음식을 소화시키는 데 시간이 오래 걸리고 늘 체한 것처럼 더부룩합니다. 아침에 일어나기가 힘들고 점심 식사 후에는 식곤증에 시달립니다. 소화기 상태가 이러면 전신 피로, 두통, 불면, 어깨 결림 등의 원인이 되기도 합니다.

음식은 위장의 염증을 만들 뿐만 아니라 전신의 염증 발생에도 관여하는데, 이는 '장 누수'로 설명이 가능합니다. 장점막은 필요한 영양분은 재흡수하고 해로운 물질은 걸러주는 작용을 하는데, 이 점막이 손상되거나 느슨해지면 장 누수가 되면서 유해물질이 혈류를 통해 다시 몸 안으로 들어가게 됩니다. 이런 유해물질이 몸에서 항원으로 인식되면 과도한 면역반응이 생기면서 알레르기, 피부질환들을 만들어낼 수 있습니다.

장 누수증후군(Leaky gut syndrome)은 술, 자극적인 음식, 스트레스 등이 원인이 되기도 하지만, 항생제, 진통제 등을 오랫동안 복용했을 때도 장점막이 손상되어 장 누수가 생길 수 있습니다.

음식과 우울증이 과연 관련이 있을까요? 장이 신경전달물질의 생산에 관여한다는 것이 이 질문의 답이 될 수 있을 것 같네요. 장에서는 '행복호르몬'이라는 별명을 가지고 있는 신경전달 물질인 '세로토닌'을 80~90%가량 만들어내고 있습니다. 장 건강이 좋지 않아 세로토닌의 분비가 부족해지면 우울, 불안, 불면, 기억력 저하 등의 증상이 나타날 수 있습니다.

음식을 먹는 것을 '우리 몸의 에너지를 얻기 위해서'라고만 생각할 수 없는 이유입니다. 음식의 종류도 가려야 하고 식생활의 리듬도 신경 써야 합니다. 그래야 위염, 위장 운동 저하가 생기지 않고 그로 인한 만성피로나 두통 등도 예방할 수 있습니다. 알레르기나 우울증으로 고생하지 않기 위해서도 음식은 중요합니다. 구체적으로 도움이 되는 방법들에 대해서는 뒤에서 자세히 알려드리겠습니다.

자세

학창 시절 책을 보다가 "어깨 좀 펴!"라는 엄마의 잔소리와 함께 등 짝 좀 맞아보신 분들 있으신가요? 바르지 않은 자세가 각종 통증을 만 든다는 것은 모두가 잘 알고 있는 사실입니다. 거북목, 라운드숄더, 일 자허리 등의 나쁜 자세는 근육과 인대, 뼈, 디스크 등의 조직에 무리를 줘 경추 요추 디스크를 유발하기도 하고 등 통증, 어깨 결림, 회전근개 질환 등 각종 통증을 만들어냅니다.

하지만 이런 해당 부위의 통증뿐만 아니라 안구 건조, 두통, 소화불 량, 어지러움, 구토, 만성피로 등의 증상도 나쁜 자세가 원인일 수 있 습니다. 거북목, 일자목 상태가 지속되면 목덜미에 있는 근육들이 긴 장되면서 두면부로의 정상적인 혈액순환을 방해하기 때문에 두통, 어 지러움, 안구 건조, 눈의 피로 등이 만들어집니다. 또한, 라운드숄더로 등이 구부정한 경우는 소화를 담당하는 위가 물리적으로 압박을 받아 속쓰림이나 소화불량, 복부 팽만감 등의 증상이 생기기 쉬워집니다.

자세와 전신적인 증상과의 연관성은 척추와 자율신경계와의 관련 성에서도 확인해볼 수 있습니다. 척추 뼈의 양옆으로 심장, 위, 간, 쓸 개, 췌장, 콩팥과 연결된 자율신경계가 지나가기 때문에 척추의 각 부 위는 모든 장기와 밀접한 관련이 있습니다.

한의학에서는 '배수혈'이라고 해서 척추의 레벨마다 연관 있는 오장육부의 이름을 붙여놓았고, 오래전부터 척추와 신경계의 연관성을 이용해 임상적으로 활용했습니다. 자율신경계는 우리 몸에서 호르몬 분비, 혈액순환, 호흡, 소화, 배설과 같은 기능을 조절해주는 역할을 하기 때문에 바른 자세를 통해서 척추의 균형을 유지하는 것은 몸 전체의 건강을 유지하는 데 필수적인 요소가 됩니다.

바른 자세란, '겉으로 보기에 비뚤어지거나 굽은 데가 없도록 몸을 움직이거나 가누는 모양'입니다. 나는 과연 올바른 자세를 잘 유지하고 있는지 다음의 좋지 않은 자세들을 확인해보세요.

〈올바르지 않은 자세들〉

· 한쪽으로 몸이 기울었다.
· 평소 자세가 구부정하고 어깨가 자꾸 앞으로 모인다.
· 잠잘 때 바른 자세로 천장을 보고 누워 있는 것이 힘들다.
· 항상 한쪽 어깨를 사용해서 일을 하거나 가방을 멘다.
· 한쪽으로 다리를 꼬고 앉는다.
· 서 있을 때 한쪽 다리로만 서는 경향이 있다.

스트레스

현대인들이 항상 시달리는 '만병의 근원' 스트레스. 스트레스는 어떤 상황에서 주어지는 외적 또는 내적 요구가 인체의 회복 능력 범위를 넘어설 때 발생하는 생리적 · 심리적 적응 과정을 말합니다.

스트레스는 걱정이나 두려움에서 시작하지만, 불안감 및 심지어 공포도 생각에서만 머물지 않습니다. 스트레스를 받으면, 우리 몸 안에서는 스트레스 호르몬인 코티솔, 아드레날린, 노르에피네프린의 생성이 늘어납니다. 이 스트레스 반응은 갑자기 도망치거나 싸워야 할 때유리할 수 있습니다. 가끔 있는 스트레스는 정상이며 심지어 일의 수행능력을 높이고, 활력을 생기게 하는 등 건강하다고 볼 수 있습니다. 그러나 항상 또는 대부분의 시간 동안 스트레스를 받는다면 상황은 복잡해집니다.

우리가 스트레스를 처음 경험할 때는 급성 스트레스 반응을 일으키고, 스트레스가 지속되면 초기의 반응기를 지나 스트레스에 저항하는 시기를 거치게 됩니다. 이 저항 시기에 스트레스를 잘 극복하면 우리의 생리적 기능은 정상을 회복하지만, 저항 시기가 장기화되고 스트레스를 극복하지 못하면 질병이 생기거나 악화됩니다. 오랫동안 스트레스를 받으면 우리의 몸을 조절하는 신경계가 탈이 나고 미세한 몸의 균형이 깨어져 결국 병이 나게 되어 있습니다.

이러한 질병들의 발병기 전에, 신경내분비 호르몬이 중요한 역할을 하고 있는데요.[3] 이런 스트레스 반응은 중추신경계를 중심으로 하고,

---

3) Stress and disorders of the stress system. Chrousos GP. Nat Rev Endocrinol. 2009 Jul;5(7):374-81. doi:10.1038/nrendo.2009.106. Epub 2009 Jun 2.

일부 말초기관들이 관여하는 스트레스 시스템에 의해 이루어집니다. 이 스트레스 시스템은 중추신경계(수행, 인지, 쾌락/보상 중추, 공포, 각성-수면, 성 기능 중추), 내분비계, 위장관계, 심혈관계, 대사조절계, 면역계에 작용합니다.

스트레스 시스템이 작동되면, 각성과 수면, 심박동수, 혈압, 당대사, 지방대사, 단백질 대사, 성장, 성 기능, 갑상선 기능, 소화기, 면역계 기능에 변화가 발생합니다. 또한 불안, 우울, 인지장애 등 심리적인 변화와 음식 섭취량, 음식 선택, 사회활동 등 다양한 행동 변화가 발생합니다.

스트레스가 전신에 낮은 수준의 염증을 발생시키고, 근육이 긴장해 통증이 발생합니다. 혈압이 높아지며, 잠들기가 어려워지고, 체중이 늘어나고, 소화 문제도 생기게 됩니다. 심혈관질환, 고혈압, 우울증, 불안, 성 기능 장애, 불임 및 불규칙한 생리주기, 잦은 감기, 불면증 및 피로, 집중력 장애, 소화 문제 및 장내 세균 불균형 등이 유발될 수 있습니다. 폭식 장애, 음식중독 등, 병적인 식습관 장애 역시 스트레스, 정서, 인지, 성격과 연관되어 있습니다.

〈스트레스 증상〉

• 심리 증상
· 불안, 걱정, 근심
· 신경과민, 성급함, 참지 못함
· 짜증, 분노
· 불만족
· 건망증, 주의 집중 곤란
· 우유부단
· 좌절, 탈진, 우울

• 신체 증상
· 근골격 : 두통, 목이 뻣뻣해짐, 이갈이, 어깨통, 요통, 관절염 등
· 사지와 피부 : 손발 차가움, 발한, 가려움증, 피부 발진 등
· 위장관 : 오심·구토, 위산과다·속쓰림, 변비, 설사, 복통, 장염 등
· 심혈관 : 빠른 박동, 고르지 않은 맥박, 두근거림·현기증, 흉통, 고혈압, 심근경색 등
· 호흡기 : 숨 참, 과호흡, 천식 등
· 기타 : 떨림, 장시간 앉아 있지 못함, 백일몽, 수면 장애(불면·과다 수면, 악몽), 피로, 성 기능 장애, 면역력 감소(잦은 감기, 암의 악화 등), 뇌졸중 등

• 행동 증상
· 안절부절못함, 손톱 깨물기, 발 떨기
· 과식, 과음, 흡연 증가
· 폭력적 언행
· 자해·자살

운동

2016년 발표된 WHO의 보고서에 따르면, 한국에서 운동이 부족한 성인은 35.4%로, 성인 세 명 중 한 명은 운동이 부족하다는 결과가 나왔습니다. 앉아서 하는 일이나 취미가 많아진 데다 걷기보다는 자동차를 이용하게 되면서 운동 부족은 더욱 심각해졌습니다. 덩달아 암과 같은 질병에 걸릴 위험성도 증가하게 되어 운동 부족을 '현대의 전염병'이라고 하기도 하지요. 이런 운동 부족의 부정적 결과로는 다음과 같은 것들이 있습니다.

- 근육 약화 및 긴장 : 근육은 자주 사용하지 않으면 약해지고 유연성과 힘을 잃게 됩니다. 근육 당김, 손상, 그리고 근육 경련의 위험성을 높일 수도 있습니다. 시간이 지남에 따라 근육통을 발생시키며, 관절의 회복을 방해하는 요소로도 작용합니다.
- 만성피로 : 신체 활동이 없는 생활습관이 오래되면 약간의 신체 활동만 해도 즉시 피곤함을 느끼게 됩니다. 아주 간단한 움직임이나 장시간 같은 자세를 취하는 등의 행동에도 피곤함을 느낄 수 있습니다. 두뇌 사용이나 정서적인 활동에도 피로함을 느끼기 쉬워집니다.
- 비만 : 과체중인 사람들은 보통 신체 활동이 없는 생활습관을 가지고 있습니다. 섭취한 만큼의 칼로리를 소비하지 않으면 신체는 우리가 섭취한 음식의 지방을 몸에 축적합니다. 그로 인해 계속해서 몸집이 커지고, 체중이 증가하는 것이죠. 동시에, 비만은 고

혈압 등의 다양한 순환계통 및 심혈관 문제의 위험을 높입니다. 그뿐만 아니라, 콜레스테롤이 동맥에 쌓이고 정맥은 심장으로 가는 혈액의 흐름을 저하합니다. 그로 인해, 심장은 신체 곳곳에 제대로 혈액을 보내기 위해 훨씬 더 많은 일을 해야 합니다. 이러한 과도한 부하로 인해 관상동맥과 심장마비 등이 생길 수 있습니다. 대사증후군은 신체 활동이 없는 생활습관과 매우 연관이 깊습니다. 심장질환 및 제2형 당뇨병과 같은 만성질환으로 이어질 위험이 커질 수 있습니다.

하지만 운동이 항상 건강에 도움이 되는 것은 아닙니다. 잘못된 방법이나 과다한 운동, 무리한 운동은 질병이 생기는 원인으로도 작용합니다. 건강을 위해 시작한 웨이트 트레이닝, 골프, 배드민턴, 테니스, 탁구, 농구 등의 운동을 하다가 다쳐서 오는 경우도 흔하게 있습니다. 준비 운동이 부족하거나 신체적 능력 이상의 운동을 하다가 반복적인 손상이 쌓이면서 생기는 염증으로 인해 통증이 생기는 경우도 많습니다.

어떤 질환이 생겨서 충분한 휴식이 필요한 경우, 운동은 오히려 독이 됩니다. 운동이 필요한 경우라도 적절한 운동 방법이나 강도를 조절하지 못하는 경우도 문제입니다.

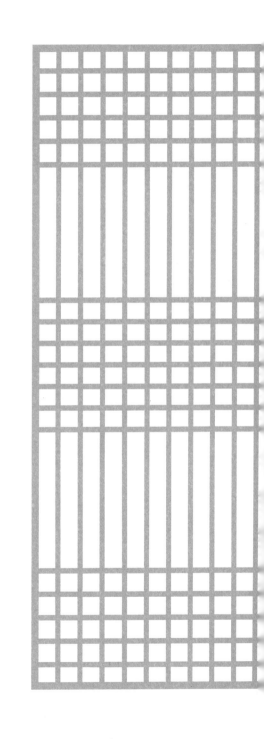

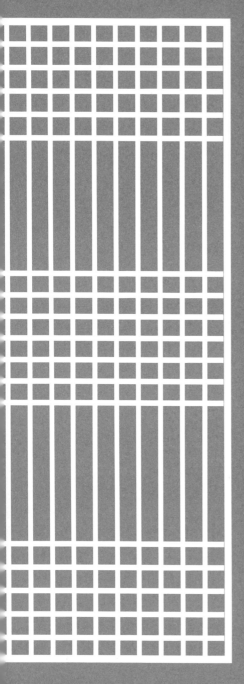

치료 사례는 환자 치료 경험을 토대로 해서 가상의 인물과 진료 상담으로 엮은 내용입니다.

3장

돌고 돌아 만난
인생 한의원
치료 사례

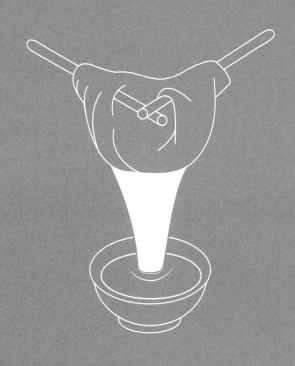

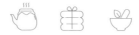

식사 때마다 곤란한 만성구토 증상

- 만성구토

경희대학교 한방병원 수련의 시절, 병동에서 입원환자들의 주치의를 할 때의 일입니다. 중증질환과 고령의 환자분이 대부분이어서 생사를 오가는 응급상황에 항상 긴장해야 했습니다. 당직하는 날 밤, 당시의 의사 호출 수단이었던 삐삐가 날카롭게 울리면 응급인가 싶어 벌떡 일어났던 기억이 아직도 생생합니다.

그중 '구토'는 그 자체로도 문제지만 뇌압 상승의 징후여서 응급상황에 해당합니다. 구토물이 호흡기로 넘어가면 흡인성 폐렴이 생기기도 하고, 약한 식도벽이 찢어지면서 출혈이 생기기라도 하면 위험한 상황이 되기 때문입니다. 구토를 심하게 하면 탈수 및 전해질 이상이 생겨서 전해질 교정도 필요하니 간단하지 않은 상황이었습니다.

한의원을 하면서 이런 응급상황은 아니지만, 일상생활 중에 구토가 괴로워서 한의원을 찾는 분들이 종종 계십니다. 보통 기능성 구토, 만성특발성 구역, 주기적 구토증후군 같은 병명을 달고 오시는데, 해볼 만한 검사를 다 해봐도 딱히 원인도 없고 이상도 없으니 특별한 처방을 할 수 없어 답답해하십니다.

기억에 남는 케이스가 두 가지 있습니다.

첫 번째는 초등학생이었는데, 엄마가 저희 한의원에 치료를 받다가 아이 보약을 지으러 왔습니다.

"밥을 잘 안 먹고 또래보다 키가 작아서 걱정이에요. 선생님, 아이 밥 좀 잘 먹게 해주세요."

"평소 차를 타거나 놀이기구 같은 것을 탈 때 메슥거림이 심해서 멀리 가는 것을 싫어해요."

"식사 전에는 배꼽 주위가 아프다며 밥을 잘 안 먹고, 겨우 먹기라도 하면 식사 후 학교 가기 전 구토를 해요."

진찰해보니 소화기가 약하고 긴장을 잘하는 아이였습니다. 엄마가 빈속에 애를 보낼 수도 없고 밥은 먹으라고 재촉하니, 아이는 구토했던 상황이 힘들었거나 싫었던 경험으로 기억되어 스트레스가 반복되고 있었습니다.

"어머니, 기다리시는 것이 가장 어려운 일인 줄 알지만, 즐거운 이야기를 하며 식사해주시고, 재촉하지 말고 바라봐주세요."

솔직히 밥 먹는데 누가 나를 쳐다보며 잘 먹는지 감시하면 밥이 넘어가나요? 이런 경우는 엄마의 불안도 줄여주고, 아이도 편안하게 해줘야 합니다. 사실 엄마도 예전에 치료할 때 약간 예민하고 무서움이 많은 환자분이었습니다.

"어머니, 처음에 약 먹이면 구토가 잠깐 심해질 수 있어요. 그래도 걱정하지 마세요. 위장이 좋아지면서 나타나는 명현 반응이에요"라고 미리 말씀을 잊지 않고 드렸습니다. 한약을 처방해드린 후, 초반 며칠은 정말 구토가 더 심해졌습니다.

이 이야기를 미리 안 드렸으면 어머니의 불안은 더 커졌을 텐데, 다행히 예상대로 되어서 잘 넘어갔습니다. 약 복용 일주일 후, 구토 횟수가 점차 적어졌고 밥도 점점 잘 먹고 양이 늘었다고 합니다. 한 달쯤 지나 통화해보니, 아이 볼살이 예전보다 통통하게 예뻐졌고 몸무게도 늘어서 어머니가 "한약이 성장에 도움이 되는 것 같다"라고 하시며 기뻐하셨습니다.

두 번째는 20대 후반 여성분이었습니다.

"3~4년 전부터 심할 때는 매일 토하는데, 괜찮을 때도 일주일 1~2회 정도 토합니다."

"식사를 마치고 일어나서 5~10분 안에 토하는데, 구토를 하기 전에 몸에 땀이 나는 느낌이 들기도 하고, 어지럽기도 하면서 명치 부분의 배가 딱딱한 느낌이 들어요."

전형적인 기능성 구역 모습이 보였습니다.

구토하고 나면 창백해지고, 심한 탈진과 복통 등의 증상이 동반되기도 하고 반복되는 구토 때문에 영양도 부족하고, 체중도 빠졌다고 합니다.

"정신적 스트레스가 많거나 잠을 잘 주무시지 못하나요?"

"평소 대인관계에 스트레스도 많고, 잠도 잘 안 와서 새벽까지 안 자는 경우도 많아요. 잠을 자면 악몽을 너무 많이 꿔서 잠자기가 싫어요."

"수면제를 가끔 먹어도 새벽 3시면 깨서 잠이 안 오니 잠에 대한 스트레스도 많아요."

당연히 아침에 피로가 심하고, 활동이 많으면 체력이 견디지 못했습니다.

"일상생활에서 어떤 의욕이나 흥미가 없어서 우울증약을 먹는데 신경만 무뎌질 뿐 좋아진다는 느낌도 없어서 너무 힘들어요."

"혹시 초콜릿, 치즈, 술, 조미료 들어간 음식을 자주 먹나요?"

구토는 음식도 문제가 됩니다.

"소맥, 막걸리, 와인도 자주 마셔요. 잠이 안 와서 그렇기도 하고, 씹고 삼킬 때 토할까 봐 이런 걸 마시면 토가 덜한 느낌이 들거든요."

"위장을 망가뜨리는 습관이 너무 많아요."

제가 직접 배를 만져보니, 배꼽 위 명치와 배꼽 주변에 단단한 덩어리가 뭉쳐 있었습니다.

"담적이라는 병이에요. 치료하려면 반드시 술을 끊고, 처음에는 소량씩 식사하세요."

한약과 함께 침 치료도 병행하면서 경과는 좋아졌습니다. 치료 중에 몰래 술을 마셨다고 고백도 했는데, 다행히 구토를 안 하고 넘어가기도 했습니다. 차차 컨디션이 좋아지면서 증상은 거의 개선되었습니다. 3년 넘게 반복되는 구토가 한 달 이상 멈추다니…. 환자도 저도 반전 같은 회복에 가슴 벅차게 기뻤습니다.

"명상도 좋습니다. 생각을 좀 더 편하게 하고 식사습관도 건강하게

바꾸면 이제 괜찮을 것 같아요"라고 당부를 드리며 진료를 마무리했습니다. 4)5)6)7)8)

4) Kori K, Oikawa T, Odaguchi H, Omoto H, Hanawa T, Minami T. Go—rei—San, 〈a Kampo Medicine, Reduces Postoperative Nausea and Vomiting: A Prospective, Single—Blind, Randomized Trial〉 J Altern Complement Med. 19 (2013): 946-950.

5) 임제민, 이상민, 김원일. 〈小柴胡湯을 투여한 오심, 구역, 구토 및 식후포만감 1례〉 2013, vol.21,no.2,pp. 158-164.

6) 김찬영, 정은선, 차지윤, 설인찬, 김윤식, 조현경, 유호룡. 〈현훈과 오심, 구토를 주소로 하는 소뇌경색 환자의 한의학적 치료 증례보고 1례〉 대한한방내과학회지 제39권 제5호. 2018, 853 – 862

7) Ernst, E., and M. H. Pittler. 〈Efficacy of ginger for nausea and vomiting: a systematic review of randomized clinical trials〉 British journal of anaesthesia 84.3 (2000): 367-371.

8) Ezzo, Jeanette, et al. 〈Acupuncture – point stimulation for chemotherapy – induced nausea or vomiting.〉 Cochrane database of systematic reviews 2 (2006).

제목	구분	내용
해당 증상에 대해 의심 가능한 질환	양방	뇌출혈, 뇌경색, 뇌종양 등 뇌압이 상승하는 질환이나 멀미, 메니에르병, 중이염 등 몸의 균형을 잡아주는 전정 기관에 질환이 생기면 구토할 수 있습니다. 대부분의 분들이 한의원을 찾을 때는 신경과나 이비인후과 검사상 원인이 밝혀지지 않은 경우입니다.
	한방	만성구토의 한방 원인으로 가장 많은 경우 1. 예민하고, 비위가 허한 경우 첫 번째 케이스처럼 소화기가 약하고 긴장을 잘하는 경우입니다. 소화 기능이 약해 식욕이 없고, 자주 체하고 복통도 자주 있습니다. 멀미를 잘해서 미식거리고 스트레스가 심해질 때 구토하는 경향이 있습니다. 2. 담적이 있는 경우 두 번째 케이스처럼 잘못된 식사습관 때문에 생긴 담적도 구토의 원인이 됩니다. 대표적으로 술, 기름진 음식, 맵거나 자극적인 음식, 익히지 않고 차가운 음식을 자주 먹거나, 과식, 야식 등으로 오래 위장에 무리를 주게 되면 담적이 생깁니다. 담적 환자들을 상담하다 보면 이미 위염, 역류성식도염을 진단받은 경우가 많습니다. 또한 몸이 항상 피곤하고, 피로가 식사 후 특히 심해지며, 손발이 차고, 두통과 목과 어깨 결림을 자주 호소합니다.

제목	구분	내용
해당 질환의 경중		구토를 치료할 때 반드시 감별이 필요한 경우는 구토 증상이 이런 기능적인 증상이 아닌 경우입니다. 뇌압 상승의 징후가 있는 경우, 지속적인 체중 감소가 동반되는 위암이나 식도암 등 소화기종양이 의심된다면 한의원에 오셨다 해도 필요한 검사를 꼭 해보시라고 말씀드립니다.
병의 진단 과정	한·양방	걱정, 불안, 예민, 까칠한 성격의 환자들은 스트레스가 증가할 때 생기는 자율신경계의 반응으로 소화기의 기능이 악화되기 때문에 문진을 자세히 합니다. 스트레스 상황에 복통, 식체, 구토가 생기는 선후관계, 그리고 인과성을 유추해보면 좀 더 확실하게 판단할 수 있습니다. 이때 한의원에서 HRV(수양명경락 기능 검사)를 해보면 스트레스 상태와 자율신경계 기능을 판단할 수 있습니다. 그리고 담적은 배를 눌러보면 딱딱한 덩어리가 만져집니다. 주로 위장이 위치한 상복부와 배꼽 주변에 굳어 있는 형태로 누르면 통증을 호소하게 됩니다.
생활습관 개선으로 증상 완화하는 방법, 예방하는 방법		구토 증상을 해결할 때 가장 중요한 것은 식사습관입니다. 맵고 자극적인 음식, 커피, 고지방식, 술을 피하고 대신 부드럽고, 담백한 음식을 먹어주셔야 합니다. 이외에 위장관의 운동을 도와주면 구토가 개선되는데, 하체 운동하기, 배 수시로 문질러 주기, 복식호흡을 추천합니다. 운동은 굳어 있는 위장관과 하체의 혈액

제목	구분	내용
생활습관 개선으로 증상 완화하는 방법, 예방하는 방법		순환을 도와 연동 운동을 개선합니다. 구토를 진정하는 생강차를 수시로 마시도록 권합니다. 혈자리 자극도 과학적으로 증명된 메슥거림이나 구토 완화 방법입니다. 팔 안쪽에 있는 내관혈을 손톱이나 피내침을 이용해 눌러 주면 증상 완화에 도움이 됩니다.

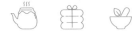

두 달간 치료한 만성방광염, 1년째 괜찮아요

- 만성방광염

진료하다 보면 소변을 너무 자주 봐서 힘든 환자분을 만나게 됩니다. 병원에 다니고 있음에도 속 시원하게 해결되지 않는다며 종종 상담이 들어옵니다.

남자라면 아무래도 전립선이상 진단이 많고, 여자분들은 방광염을 진단받는 경우가 대부분입니다. 하지만 여성분들의 경우 "나 방광염이다"라고 바로 말을 하는 경우는 드문 것 같습니다. 환자분이 본인 소변 이야기를 쉽게 꺼내지 못하는 건, 일단 소변은 비위생적이라 생각해 이야기하기 불편한 마음과 한의원에서 나을 수 있을 것이라고 생각을 못 하기 때문입니다.

대개는 이런저런 치료를 하면서 효과도 보고 원장에게 믿음이 갈 때, 슬쩍 "한의원에서 이것도 되나요?"라고 물어보시는 경우가 더 많은 것 같습니다. 한의원에서 방광염도 치료할 수 있는지 모르시는 분들이 많은 것은 좀 아쉬운 일입니다.

허리 치료를 받던 50대 여성분은 침을 맞던 중에 본인 이야기를 슬

머시 꺼냅니다.

"원장님, 실은 제가 한 달에 서너 번 방광염에 걸려서 방광염약을 수시로 먹고, 소변 횟수를 줄여주는 약까지 먹는데 너무 많이 반복되니까 힘들어 죽겠어요"라며 방법이 없냐고 물어보셨습니다.

"소변을 남보다 매우 자주 봐요. 하루 열 번 이상, 많게는 열다섯 번 정도 소변을 보니 1~2시간마다 화장실에 가야 해요."

"일하다가 급하게 마려워서 뛰어가면 찔끔 나오고 말고, 본 듯 안 본 듯 시원하지 않아요."

방광염의 전형적인 증상이었습니다.

"요도 주변에 따끔따끔한 통증이 생기는 이유가 대장균 때문이라는데, 내가 불결해서 그런가 하는 기분도 들어요."

"일부러 물이나 커피도 많이 마시지 않으려고 해도 귀찮도록 자주 가다 보니, 하도 눈치가 보여서 오래 참게 되는데, 그러다가 소변을 보게 되면 소변에서 냄새가 나니까 불결한 기분도 더 심해져요."

"방금 화장실에 다녀왔는데 골반, 아랫배에 묵직하고 찌릿한 통증이 느껴질 때면, 또 소변인가 싶어 하루 종일 불안하고 집중이 되지 않아 일의 능률도 떨어져요."

"아이고, 방광염 환자는 우울증 확률이 세 배 높다는 연구가 있을 정도래요. 좀 빨리 말씀하시지, 너무 많이 힘드셨겠는데요. 그래도 한약으로 치료가 잘되니 같이 치료해봐요."

만성방광염은 몸의 대사가 원활하지 않고 아랫배가 찬 경우가 많습니다.

"저는 평소 더위를 타는 체질인데도 아랫배만 차가워요."

체질과 일상생활 증상도 자세히 체크했습니다.

"평소 예민하고 걱정이 많고 긴장되고 불안해서 잠들 때도 오래 숙면을 못 취하고 종종 깨요. 꿈도 엄청 많이 꿔요."

게다가 깰 때마다 화장실에 가니 피로는 당연한 결과였습니다.

잠을 설치다 보니 아침에 특히 피로했습니다. 왕복 2시간 출퇴근하다 보니 집에 돌아오면 녹초가 되어버리기 일쑤였습니다.

"위장상태도 안 좋아서 식후엔 더부룩한 느낌이 들어 불편하고 가스가 많이 차요. 공복에 속쓰림도 있는데, 예민한 건지 초고추장 같은 매운 거 먹으면 속이 아파요. 위경련 오기도 했을 정도예요. 자려고 할 때 트림도 나는데 누우면 안 나오니 일어나 앉아야 해요. 게다가 언제부터인지 여기저기 피부에 가려움, 염증, 뽀루지도 있는데…."

이외에도 증상을 듣다 보니 흔히 말하는 '머리카락 빼고 다 아픈 분'이셨습니다. 이런 분은 방광뿐만 아니라 몸 전체를 살펴야 했습니다. 몸의 수면, 피로, 수분대사, 염증 그리고 면역력을 개선해주는 한약을 처방했습니다.

"몸이 많이 안 좋으셔서 2~3개월 걸리겠지만, 분명 좋아질 수 있습니다."

포기하지 마시길 당부드렸습니다. 그렇게 한약을 드리고 15일이 지났을 때도 방광 증상은 큰 변화가 없었습니다. 하지만 호전의 신호는 나타났습니다. 수면과 피로가 차차 나아지기 시작해서 개선되고 있다고 판단해, 같은 처방으로 밀고 나갔습니다. 조금 더딘 듯했지만, 꾸준

히 처방을 따르자 조금씩 호전을 보였습니다. 꾸준한 치료를 마치고 1
년 만에 그 환자분을 다시 만나게 되었습니다.

"원장님, 저 방광염, 이제 괜찮아졌어요. 치료받길 잘했어요."

제가 가장 좋아하는 말입니다. 이 보람 덕분에 한의사 하는 것 같아
요. [9][10][11][12][13][14]

---

9) 최유행, 이승덕, 김갑성. 〈증례 : 간질성 방광염에 대한 침 치료 효과〉, 대한침구학회지 18.4
(2001): 212-220.

10) 김대담. 〈[상한론(傷寒論)] 변병진단체계(辨病診斷體系)에 근거해 갈근황련황금탕(葛根黃
蓮黃芩湯) 투여 후 호전된 방광염 1례〉, 대한상한금궤의학회지 11.1 (2019): 95-102.

11) 김홍숙, et al. 〈당뇨병성 신경인성 방광으로 인한 소변불리 환자를 당귀승기탕 가미방으로
치료한 치험 1례〉, 한방성인병학회지 6.1 (2000): 13-19.

제목	구분	내용
해당 증상에 대해 의심 가능한 질환	양방	만성방광염의 증상으로는 자주 소변을 보게 되는 빈뇨, 배뇨 시의 통증, 밤에 잠을 자다가 소변이 마려워 여러 번 깨게 되는 야뇨, 색이 진하고 혼탁한 소변, 냄새가 심한 소변, 갑작스럽게 소변을 참기가 어려운 절박뇨, 허리나 아랫배의 통증, 배뇨 후에도 소변을 덜 본 것 같은 잔뇨감 등이 있습니다. 이런 증상의 원인은 만성세균감염이 흔하지만, 신우신염, 당뇨병, 폐경기 여성 호르몬의 감소, 알레르기, 생활습관 등으로 매우 다양합니다. 비세균성으로 원인 없이 나타나는 과민성 방광은 출산이나 노령에 의해 자궁, 방광, 요도 등을 지지하고 있는 골반 주변 근육의 약화와 동반되기도 합니다.
	한방	한의학에서 방광염은 허증인 경우가 가장 많습니다. 허증이란, 정기(正氣)가 약한 상태, 즉 회복력이 떨어져 있는 것을 말합니다. 수면이 불량하고, 쉽게 피로하며, 염증이 잘 발생하는 경우가 동반됩니다. 이때 몸에 열이 많다면(열증) 소변의 색이 진하고 냄새가 심해집니다. 허증과 한증이 겹친다면 열증에 비해서 체취가 비교적 덜하다는 특징도 있습니다. 소변도 보통 맑고 투명하면서 냄새는 별로 없는 경우가 많습니다.

12) 정동원, et al. 〈중풍 후 발생한 신경인성 방광 환자에 구치료를 실시한 증례 4례〉, The Journal of Internal Korean Medicine 210 (2005): 210–218.

13) 이혜영, et al. 〈신경인성 방광환자의 야간빈뇨 전침 치료 3례〉, The Journal of Internal Korean Medicine 161 (2008): 161–167.

14) 이지영, et al. 〈신경인성 방광 환자 치험 2례〉, 대한한방내과학회지 제 25.3 (2004): 677–683.

제목	구분	내용
해당 질환의 경중		만성방광염의 가장 중요한 합병증은 이차 감염에 의한 신장감염입니다. 특히 임산부의 경우 상행성감염이 자주 발생하므로 방치하면 안 됩니다.
병의 진단 과정	한·양방	일반적으로 방광염의 진단은 임상증상과 요 검사에 의해 이루어집니다. 요 검사에서는 농뇨, 세균뇨, 혈뇨 등이 나타나며 세균감염의 확진을 위해서는 요배양 검사가 필요하기도 합니다. 한방에서는 복부를 눌러봐서 아프거나 단단해져서 긴장이 강한 부분을 찾거나 탄력이 약해진 곳을 확인하는 복진을 시행합니다. 방광 주변의 복부 내 장기와 근육 상태를 확인하는 것입니다. 그리고 염증이 반복되는 원인을 찾기 위한 문진을 통해 원인을 찾습니다.
생활습관 개선으로 증상 완화하는 방법, 예방하는 방법		먼저 화장실에 가고 싶은 느낌이 들 때 참지 않는 게 가장 중요합니다. 장거리 여행 시, 출퇴근 시에는 미리 화장실을 들러야 합니다. 술, 과일, 주스, 커피 또는 아주 매운 음식은 방광을 자극해 예민해지므로 주의해야 합니다. 여성분들의 경우, 화장실에서 볼일을 본 후에는 항상 앞에서 뒤로 닦아주셔야 하는데, 이는 요도로 세균이 퍼지지 못하게 하는 데 도움이 됩니다. 마지막으로 꽉 끼는 바지나 속옷을 피하고 가능한 한 헐렁한 옷을 입길 권합니다. 습하고 온도가 높을수록 세균 번식을 유발하고 옷에 의한 마찰을 줄여 방광염을 예방하는 데 도움이 됩니다.

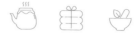

병원 검사는 이상 없는데 물도 체해요
- 소화불량, 자율신경계 이상

체하면 속이 답답하고 더부룩합니다. 이런 체기는 보통 3~4일 정도 음식을 조심하면 없어지는 편입니다. 그런데 이런 체기가 머리를 다친 후 온다고 하면 이해가 되시나요?

한의원을 찾아오신 30대 여성 환자분은 머리를 우연히 벽에 부딪힌 후, '소화불량과 이명, 피로, 울렁증, 배가 딱딱하게 굳는 증상, 체했을 때처럼 삼키면 막혀 있는 느낌, 막힐 때 배가 딱딱하게 굳는 느낌' 등 여러 가지 증상이 한꺼번에 발생했습니다. 심하게 어지러울 때 아무것도 안 먹으면 편안해져서 체중도 많이 빠졌다고 합니다.

"속이 불편해서 죽을 먹으면 괜찮을 때가 있는데 어떨 때는 죽마저도 조이듯이 안 내려갈 때가 있어요. 심할 때는 물을 먹어도 메슥거려요."

뒷목 통증도 자주 있고, 두통도 있어서 혈액 검사, MRI까지 다 해봤는데도 이상이 없어서 의사가 의아해했다고 합니다. 일단 아프니까 주사를 맞았는데, 효과는 그때뿐 호전도 안 되었다고 하셨습니다.

이 이상한 증상들의 시작은 작년에 뒤통수를 부딪힌 후부터였습니다. 당시 속이 메슥거리거나 어지럽다가 괜찮아졌는데, 요새 너무 심해져 한의원을 찾아오신 것입니다. 병원에서 원인을 모르니 치료 효과도 없었고요.

환자분을 진찰해보니 배를 누를 때 딱딱한 덩어리가 만져지는 담적병이었습니다. 병원 검사에서는 이상 없는데 자신은 괴롭고 아프기에 겪어본 사람만 알 수 있다는 담적병입니다. 다행히 치료가 잘되어서 드라마틱한 '담적병' 치료 케이스가 탄생했습니다.

아래에 환자분의 생생한 치료 후기를 첨부했습니다.

<원문 내용>

병원을 여기저기 다니며 검사를 받아봐도 아무런 병명이 없어서 한의원을 검색하다가 경희명인당 한의원을 찾게 되었습니다. 담적병이라는 글귀를 보고 담적병에 대해서 검색을 해보던 중, 저와 너무 증상이 같아서 경희명인당에 첫 방문을 했습니다.

2017년에 위내시경을 했는데 너무나도 정상이었고, 2018년 5월 8일에 쇠에 머리를 심하게 부딪히고 나서부터 무엇 때문인지 속이 울렁거리며, 어지럽고, 머리가 심하게 아프면서 심장이 두근거려서 응급실에 갔습니다.

머리와 배의 CT도 찍고, MRI, 피 검사를 해봤지만, 모두 정상이라고 나왔습니다. 저는 너무나도 답답했습니다. 난 이렇게 힘든데, 약만 지어줘서 3개월을 먹고도 나아지지 않았습니다. 소화불량으로 병원에 일주일을 입원해봐도 딱히 치료방법도 없고 답답하기만 했습니다. 그 후 1년을 아슬아슬하게 지내왔는데, 2019년 4월부터 슬슬 다시 속이 불편해지고 어지러움, 두통이 시작되었습니다. 더 이상 참을 수가 없었습니다. 또 대학병원을 가봐야겠다 마음을 먹고 병원을 찾아가봤는데, 소화기내과에서 정신건강의학과를 추천해주었습니다. 검사를 해본 결과, 자율신경계가 깨져 있다고 하시더니 신경안정제만 처방받았습니다. 답이 없더라고요.

여기 경희명인당 한의원을 처음 찾아왔을 때 원장님께서 제 증상들을 하나씩 들어주셨습니다. 그것만으로도 마음이 편해지더라고요. 이러한 증상을 담적병이라고 하셨습니다. 머리를 다쳤을 때 목 근육이 딱딱해지면서 두통, 어지러움이 왔고, 촉진으로 이명이 있을 것 같다고 말씀하셨어요. 맞아요! 1년 동안 이명에 시달리면서 지긋지긋하게 '삐~' 소리를 달고 살았습니다.

목 근육이 놀랐는데 풀어주지 않고 딱딱해지면서 울렁증, 두통, 어지러움, 이명이 반복되다가 목 근육과 승모근, 위장 근육이 함께 쓰는 근육이다 보니 위장도 나빠져 혈액순환도 안 되어 위가 딱딱해지고 음식물이 체한 듯 속도 답답했을 거라고 하셨고, 우선 침 치료를 먼저 해보자고 하시며 치료를 두 달이라도 꾸준히 받아보면 좋아질 거라고 위로해주셨습니다.

고주파 치료를 받고, 침을 맞으며 2주가량 흘렀을 때, 처음 방문했을 때보다 목 근육이 많이 풀어지는 것을 느꼈습니다. 잠을 잘못 자서 목이 안 돌아가는 줄 알았는데, 뭉치고 딱딱해져서 그렇다는 것을 치료 중에 알게 되었고, 이후 목이 자연스럽게 돌아가게 되어 신기했습니다. 약도 같이 먹으면 치료가 빨라질 거 같아 한약도 먹기 시작했습니다.

보름 정도 약을 먹고 나자 정말 신기하게 이명이 사라지고 목도 부드러워졌습니다. 또한, 두통, 어지럼증이 잡히기 시작했고 그동안 잘 먹지 못해서 죽만 먹으며 4kg이나 살이 빠졌었는데, 위를 치료하는 약을 처방받아 먹은 이후, 조금씩 밥도 먹고 물도 체하지 않고 마실 수 있게 되었습니다.

하루하루 치료하면서 양 원장님께서 설명도 친절하게 잘해주시고 나을 수 있다고 희망을 주신 덕에 지금은 심하게 기름진 음식과 같은 크게 조심해야 할 것만 조심하며 일상생활에 지장은 없게 생활했더니 많이 좋아졌습니다.

한의원을 다닌 지 3개월 정도 된 것 같은데 저에게는 너무나도 힘든 하루하루였습니다. 아파본 사람만이 이 고통을 알 수 있겠죠. 병원에서는 과민성 대장증후군, 기능성 위장 장애라고 말하는데 딱히 약도 없고 약을 먹어도 차도가 없었습니다. 다 나을 때까지 꾸준히 치료하고 약도 잘 챙겨 먹으면 지금처럼 편안해질 수 있으니 저처럼 고생하시는 분들이 제 글을 읽고, 조금이나마 도움이 되셨으면 좋겠습니다. [15][16]

---

15) 이주희, et al. 〈담음(痰飮)에 관한 문헌적 고찰〉 Journal of Korean Medicine 14.1 (1993).
16) 장인규, et al. 〈담음(痰飮)의 원인, 증상, 치법에 관한 문헌적 고찰〉 Journal of Korean Medicine 7.1 (1986).

제목	구분	내용
해당 증상에 대해 의심 가능한 질환	양방	소화불량은 위염, 소화성궤양, 식도염, 위암 등으로 인해 발생합니다. 검사상 진단된 병변이 없이 3개월 이상 반복되는 위장관 증상을 기능성 위장 장애라고 합니다. 소화불량 환자들 중에서 가장 많은 비율로 나타나는 것으로 알려져 있습니다. 기능성 위장 장애는 속쓰림, 더부룩함, 복부 팽만감, 가슴 답답함, 잦은 트림, 메슥거림, 구토 등 다양한 증상들이 보일 수 있습니다.
	한방	한방적으로는 소화불량의 원인을 크게 담음(담적)과 허증, 두 가지로 나누어서 봅니다. 담적은 소화기관에 단단하게 촉진되는 덩어리로, 위장관의 운동을 방해하고 통증을 유발하는데 음식과 스트레스의 영향을 많이 받습니다. 소화불량에서 허증이란, 위장이 탄력이 없고 축 늘어져서 음식을 소화시키는 과정에서 부담을 쉽게 느껴서 발생합니다.
해당 질환의 경중		기능성 위장 장애는 위 조직의 변화가 나타난 문제가 아니기에 방치하기 쉽습니다. 하지만 스트레스뿐만 아니라 우울, 불안감과 연관되기도 하며 증상의 반복과 재발로 삶의 질을 떨어뜨립니다. 그리고 음식에 대한 위장의 알레르기 반응도 방치하면 장 누수증후군 등의 복합적인 체내의 염증이 나타나므로 관리가 필수입니다.

제목	구분	내용
병의 진단 과정	한·양방	위내시경 검사, 초음파 검사, 컴퓨터 단층 촬영 (CT) 검사 등 기본적인 검사를 시행해 진단할 수 있습니다. 이런 진단에서 특별한 이상이 없으면 기능성 위장 장애라고 합니다.
생활습관 개선으로 증상 완화하는 방법, 예방하는 방법		일반적으로 떡이나 빵처럼 가루의 재료를 뭉쳐 만든 음식, 커피, 술, 익히지 않은 음식, 기름진 음식, 매운 음식 등이 증상을 악화시키므로 단단히 주의해야 합니다. 어떤 음식이 증상을 유발하는지 잘 모르겠다면 음식 일기를 써 보는 것도 좋습니다. 소화불량, 복통 등이 일어난 시점부터 1~2일 이내에 섭취한 음식일 확률이 매우 높기 때문에 선별해서 피하면 증상이 크게 완화됩니다. 과식, 폭식, 야식을 피하도록 하고, 증상을 악화시키는 스트레스 요인을 되도록 피하는 것이 좋습니다. 음식을 천천히 죽처럼 될 때까지 여러 번 씹어서 삼키는 습관도 큰 도움이 됩니다. 복식호흡이나 하체운동을 통해 복부 근육의 혈액순환을 도와주는 것도 증상 완화에 도움이 되니 꾸준히 해주시면 좋습니다. 급성 체기 증상이 있다면 소상혈, 십선혈을 사혈침으로 사혈해주면 빠른 효과가 있습니다.

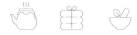

여름에도 발이 시리고 아파서
양말을 두 개씩 신어요

- 수족냉증

털털해 보이는 43세의 여자 환자분이 한의원에 오셨습니다. 첫인상은 흰 피부에 계란형 얼굴, 목소리도 또렷하고 잘 웃고 자기표현도 잘 하시는 미인이셨습니다.

"양측 무릎 밑으로 얼음물에 있는 느낌이 2년 전부터 생겼는데, 점점 심해지고 있어요. 이제는 안 추운데 내복과 양말을 두 개씩 착용 중이라니까요."

"다리만 시린 게 아니라 악화되면 전신 시림으로 올라오기 때문에 너무 힘들어요."

"샤워 후랑 추운 데 갈 때 심해지는데, 당연히 수영장 이런 데는 전혀 못 가고요. 전조증상으로 으슬으슬 소름이 끼치는 느낌이 여러 번 오면서 일상생활이 너무 힘들어요."

신기하게도 다리가 시릴 때 상체(얼굴, 가슴)쪽으로는 더우면서 열이 나고, 인후염처럼 목이 아팠습니다. 더워도 다리는 전혀 땀이 안 나는

데 얼굴과 등이 젖고 가슴에서 땀이 뚝뚝 떨어질 정도로 상체에만 다한증이 있었습니다.

사실 이 증상은 이번에 처음이 아니라고 합니다. 5년 전에 발생해서 3년 동안 증상이 없다가 최근에 다시 심해졌다고 합니다. 증상이 오래되었던 만큼 병원도 여기저기 다니셨어요.

검사를 해봐도 이상은 없었고, 특별히 약도 없었다고 합니다.

냉증에 용하다는 한의원에서 "이거 당연히 고친다"라고 하셔서 녹용 약도 먹었는데 효과가 없었다고 합니다. 여러 한의원에서 이런저런 한약을 다 드셔봐서 더 이상 한약은 먹기 싫다고 하시며 다른 치료 방법이 없냐고 물으셨습니다. 천천히 촉진하다 보니 배꼽 주변에 야구공만 한 덩어리가 만져집니다.

"배 뭉친 거 알고 계세요?"라고 하니 자기도 이상해서 산부인과를 가봤는데, 거기에서는 이상이 없다고 했답니다.

한의학에서는 배에 단단한 덩어리를 담적이라고 하는데, 제가 본 담적 중에 손에 꼽을 만큼 큰 담적이었습니다. 한약은 그동안 많이 먹어서 단호히 싫다고 하셔서 침 치료, 봉침 치료, 물리 치료를 이용해 단단한 담적을 줄여나가기로 했습니다.

"담적이 있는 분들은 상체에는 열이 넘쳐서 땀으로 해소되고, 아래는 심각한 냉증 경향이 있어요."

누우면 덜하고 아침에는 편안한데, 일어나서 움직이면 시리기 시작해서 불편했고, 저녁에 다리가 부어 있는 느낌이 들다가 잘 때는 괜찮고를 반복했습니다. 혈액순환 기능도 떨어진 상태였습니다.

"하체 혈류량이 중요하니 하체운동을 꼭 하세요. 계단 걷기, 필라테스, 스쿼트, 뭐든 좋아요."

치료를 시작하고 2주쯤 지나니 조금 호전되었습니다.

"다리가 덜 시리고, 목 통증도 줄었어요. 하지만 아직 내복을 입고 겨울 양말은 신어야 해요."

치료의 실마리를 잡았구나 싶어 담적이 작아지게끔 계속 치료했습니다. 환자분도 필라테스를 하면서 증상은 점점 호전되었습니다. 왜 이런 담적이 생겼나 의아했는데, 환자분의 예민한 성격에 원인이 있었습니다.

평소 초조하고 예민하며, 잘 불안해하지만, 쾌활해 보이고 잘 웃는 모습 때문에 다른 사람들은 그런지 모른다고 합니다. 저도 처음에는 몰랐다가 나중에 알았는데, 그런 스트레스 반응은 배 주변을 단단하게 만드는 담적 형성과 연관됩니다. 스트레스는 복부의 이상 긴장과 통증을 발생하는데, 시간이 지나면 딱딱한 담적의 형태로 변화하는 경우를 보입니다.

가벼운 담적은 침 치료로 가능하지만, 큰 담적 역시 침 치료로 치료가 가능하다는 것을 보여준 케이스였습니다. 지금도 운동을 소홀히 하면 다시 시리고 침을 안 맞으면 목도 아프지만, 점차 좋아지는 방향으로 개선되어 예전보다는 편안하게 생활하고 있습니다.

환자분께는 "마음을 편하게 가지시고, 스트레스를 잘 풀어주세요.

그리고 항상 운동을 생활화하셔서 다 좋아지시길 바라요"라는 당부를 드리고 경과는 아직 지켜보고 있습니다.[17)18)19)20)21)22)23)24)]

17) 장준복, 이경섭, and 송병기. 〈여성냉증(女性冷症)의 개념(槪念)에 관(關)한 고찰(考察)〉 대한한의학회지 15.2 (1994): 397–411.

18) 김진우, et al. 〈수족냉증 중증도 판단에 영향을 미칠 수 있는 요인 분석〉 대한한방부인과학회지 25.4 (2012): 38–45.

19) 최석영, et al. 〈젊은 여성의 냉증과 건강지표들의 상관성에 관한 연구〉 대한한방부인과학회지 24.4 (2011): 62–70.

20) 장승훈, et al. 〈합곡, 수삼리 자하거약침요법을 병행한 복합 한방 치료의 수부냉증 치험례〉 Korean Journal of Acupuncture 31.4 (2014): 240–246.

21) 윤영진, et al. 〈수족, 하복부 냉증 환자의 치험 1례〉 대한한방부인과학회지 27.1 (2014): 185–192.

22) 이용재, et al. 〈소음인 태양병궐음증으로 진단한 갑상선 기능 저하증으로 인한수족냉증 치험 1례〉 사상체질의학회지 31.1 (2019): 102–112.

23) 조준영, et al. 〈수족냉증 환자 치험 1례〉 대한한방부인과학회지 24.3 (2011): 195–202.

24) 이윤경, et al. 〈봉약침(蜂藥鍼), 오공약침료법(蜈蚣藥鍼療法)을 가미(加味)한 하지부(下肢部) 냉증(冷症) 치험 1례〉 대한약침학회지 8.3 (2005): 129–135.

제목	구분	내용
해당 증상에 대해 의심 가능한 질환	양방	손발의 감각 저하, 손의 통증, 피부 색깔의 변화 등을 보이는 경우, 레이노증후군일 가능성이 큽니다. 혈관염, 피부경화증, 동맥경화증 등의 질환에 동반되어 나타나기도 합니다. 그 외 손목을 지나가는 신경이 압박되어 나타나는 손목터널증후군이나 갑상선 기능 저하증, 출산이나 폐경과 같은 호르몬 변화 등도 감별해야 합니다.
	한방	한의학적으로는 기울, 어혈, 담음, 허증 등 여러 가지 원인을 감별해야 합니다.
해당 질환의 경중		수족냉증 자체는 다른 합병증을 유발하지 않습니다. 다만 손의 시림이나 통증, 감각 저하가 반복적으로 동반되면 삶의 질에 악영향을 줍니다.
병의 진단 과정	한·양방	수족냉증은 여러 다른 질병에 동반될 수 있는 증상이므로 다른 질병과 감별할 수 있는 검사를 시행해야 합니다. 추위와 같은 외부 자극에 교감신경 반응이 예민해져 혈관이 수축되면서 손이나 발과 같은 말초 부위에 혈액 공급이 주는 양상이 보이면, 이를 확인하기 위해 자율신경계 검사가 필요합니다.
생활습관 개선으로 증상 완화하는 방법, 예방하는 방법		손발뿐 아니라 몸 전체를 따뜻하게 해야 합니다. 겨울철에 외출할 때는 모자, 목도리, 따뜻한 양말, 장갑 등을 말초 부위까지 열 손실을

제목	구분	내용
생활습관 개선으로 증상 완화하는 방법, 예방하는 방법		방지하도록 보온해줍니다. 감정적 스트레스를 해소하고 조절하도록 노력하고, 복식호흡을 습관적으로 해주면 긴장 완화에 도움이 됩니다. 흡연은 말초혈액순환에 악영향이므로 금기이며, 또한 혈관을 수축시킬 수 있는 약제로 피임약, 혈압약은 주의를 요합니다. 하체운동과 집에서 쉽게 할 수 있는 반신욕, 족욕 등은 혈액순환을 원활히 하는 데 도움이 됩니다. 특히 근력운동이나 심폐운동을 통해 자연스럽게 몸을 따뜻하게 만드는 것을 추천합니다.

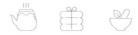

어린 시절, 아버지의 폭행으로
아직도 잊기 힘든 마음의 고통

- 수면장애

제가 한의대 학생 시절에 가장 힘들었던 건 시험 공부였습니다. 다시 젊음을 준다고 해도 그 시절은 정중히 사양하고 싶을 정도로, 한의학 특성상 암기해야 할 양이 어마어마했고, 과목도 너무 많다 보니, 시험을 두세 개씩 매일 보는 2주간의 일정은 정말 지옥 같았습니다. 벼락치기로 도서관에서 쪽잠을 자며 버텼습니다. 당시는 젊었기에 이것이 가능했던 것 같습니다. 지금은 40대라 체력이 예전 같지 못하고 신경 쓸 일 때문에 잠을 설치기라도 하면 다음 날은 무조건 비몽사몽 집중력도 떨어지고 팔다리에 힘이 없어서 무기력함을 느낍니다.

무기력증으로 내원한 52세 여자 환자분도 이런 잠의 문제를 가지고 오셨습니다. 너무 무기력해서 식사를 잘해보고, 좋다는 홍삼을 먹어도 차이가 없다고 합니다.

"운동 부족인가 싶어서 운동도 해보고 필라테스도 해봤는데 움직일수록 더 힘들어요. 힘이 없어서 말하기도 싫고 몸을 움직이기도 싫은데 어떤 날은 숟가락 들기도 힘들 정도예요."

최근에는 심지어 대상포진도 여러 차례 생겨서 '안 되겠다' 싶어 저희 한의원을 찾아오셨습니다. 저는 처음에 '보약을 써야 하나?' 생각했는데, 환자분의 표정을 보니 희미한 미소 속에 감춰진 어두운 그늘을 지나칠 수 없었습니다.

솔직한 이야기를 듣고 싶어 "환자분, 요즘 잠을 잘 자지 못하거나, 신경 쓰이는 일이 있으시죠?"라고 물었습니다. 들어보니, 어린 시절 아버지의 폭행과 폭언으로 고통을 많이 당했다고 합니다.

"그 당시에 죽을 수도 있겠다는 공포를 많이 느꼈는데, 그게 세상 살면서 가장 큰 공포였어요."

당시에는 어쩔 수 없이 일방적으로 당하기만 했고, 참기만 했다고 합니다. 이제 아버지도 돌아가신 상태이지만 정신적 충격이 없어지진 않았다고 합니다.

"협심증도 아닌데 그때 생각하면 가슴이 자주 아파요. 그게 한 달에 서너 번 정도 있어서 안정제를 가끔 먹어요. 하지만 안정제도 그때뿐이고, 심할 때 복용하면 멍해지는 느낌이어서 자주 먹지는 않고 있어요."

"잠도 잘 못 주무시겠어요."

"네. 당시부터 항상 불안 공포에 시달렸기 때문에 잠을 깊게 자지 못했어요. 10~11시 정도에 잠이 들고 싶어도, 예민해지고 걱정을 많이 해요."

수십 년이 지난 지금도 불을 켜놓지 않으면 잘 수가 없고 수면의 질이 상당히 떨어져 있었습니다. 오전부터는 무기력해도 누워서만 있지,

낮잠도 잘 수 없었습니다.

"너무 힘드셨겠어요. 솔직히 이야기해주셔서 감사해요. 그만큼 정확한 약 처방을 해드릴 수 있겠어요."

손을 꼭 잡아드리며 이분만은 꼭 좋아질 수 있게끔 약을 지어드리겠다 다짐했습니다. 화병과 수면 불안에 쓰는 한약은 자율신경계를 조절하고, 극도로 항진된 교감신경을 안정시키는 작용을 해서 좋은 효과를 보이는 경우가 많습니다. 잠을 억지로 재우거나, 신경을 둔하게 하는 게 아니라 몸의 활력도 살아나게 하기 때문에 환자분들의 만족도가 매우 높은 편입니다.

약을 15일 정도 복용한 것만으로 몸이 변화는 빨랐습니다.

"좋아졌어요. 잠을 푹 자는 느낌이에요. 밥맛도 없고 속이 항상 안좋았는데 소화도 잘돼요. 음식도 맛있어요. 또 전에는 누워만 있고 싶었는데 지금은 움직이고 싶어요. 밤에 자다 깨서 소변을 보던 것도 줄어서 좋아요."

게다가 디스크, 관절염으로 허리, 다리가 20~30분 정도 걸으면 아팠던 것이, 하체에 힘이 생기면서 통증도 많이 가라앉고 운동을 평소보다 더 할 수 있어 힘이 생긴다고 웃어주셨습니다. 두통과 어지러움으로 가끔 진통제 먹을 일도 없어졌다고 합니다.

'잠을 잘 자는 것'은 정말 중요합니다. 잠을 푹 자는 것을 시작으로, 자율신경계가 안정을 찾고 몸의 활력이 생깁니다. 현대사회에서는 스트레스, 과도한 업무, 스마트폰 사용 때문에 잠을 푹 자지 못하거나 수면의 질이 떨어지는 경우를 자주 목격합니다. 그래서 몸도 망가지고

통증, 염증, 무기력, 소화 이상 등을 달고 삽니다. 본인의 몸이 좋지
않다면 한번 수면부터 체크해보시기 바랍니다. '잠을 잘 자는 게' 건강
의 시작이기 때문입니다.[25][26][27][28][29][30]

25) 이재은, et al. 〈불면증에 대한 시호소간산 치료의 임상연구 동향〉 동의신경정신과학회지
   31.1 (2020): 25-38.
26) 사공종원, et al. 〈불면장애에 대한 천왕보심단의 체계적 문헌 고찰 및 메타분석 연구〉 동
   의신경정신과학회지 29.4 (2018): 267-280.
27) 손종석, et al. 〈한방 치료로 졸피뎀 (Zolpidem) 복용을 중단한불면증 환자 치료 1례〉 대한
   한방내과학회지 제 37.5 (2016).
28) 김수연, et al. 〈양허 (陽虛) 불면증 (不眠症) 환자 치험 1례〉 동의신경정신과학회지 15.1
   (2004): 121-126.
29) 정인호, et al. 〈일개 보건소에서 시행한 불면증에 대한 한약 치료의 효과분석〉 동의신경
   정신과학회지 28.4 (2017): 419-429.
30) 석선희, et al. 〈신경정신과 약물을 복용해온 우울증 환자의 불면증에 三黃瀉心湯을 병행
   투여해 호전된 1例〉 동의신경정신과학회지 17.3 (2006): 117-129.

제목	구분	내용
해당 증상에 대해 의심 가능한 질환	양방	수면 무호흡증, 속쓰림, 월경, 두통, 얼굴이 화끈거리는 열감, 우울증 등이 잠을 못 이루는 원인이 될 수 있습니다. 또한 많은 약물과 음식들이 불면증을 초래할 수 있습니다. 음주, 카페인 성분이 포함된 음료들이 대표적인 예이며, 약물로는 항암제, 갑상선 치료제, 경구용 피임제, 수면제(장기간 복용 시)로 인해 수면장애를 호소할 수 있습니다.
	한방	· 기울(氣鬱) : 생각이 지나쳐 꿈이 많고 자주 깨며 가슴이 두근거리고 입맛이 없거나 몸이 무겁습니다. · 허증(虛症) : 장기간 영양 부족, 오랜 병 때문에 허열이 발생하는데 가슴이 두근거리고 잠이 오지 않으며 어지럽고 귀에서 소리가 나며 입이 마르고 발바닥이 뜨겁기도 합니다. 또는 겁이 많거나 매우 놀란 후에 불안, 초조감이 많이 나타나는데 꿈이 많고 쉽게 깨는 경향을 보입니다. · 양증(陽證) : 스트레스, 특히 분노를 오래 참는 것으로 인해 발생합니다. 성격이 조급하고 쉽게 화를 내며 눈이 충혈되고 입이 쓰며 갈증이 납니다.
해당 질환의 경중		숙면하지 못하면 기억력, 집중력 저하를 유발해 삶의 질이 저하됩니다. 또한 신체 기능의 저하를 유발해 부상, 통증의 발생 빈도를 높이고, 업무 능력 저하, 대인관계의 어려움 등 사회활동에 문제가 생깁니다.

제목	구분	내용
병의 진단 과정	한·양방	불면에 대한 병력, 정신상태 진찰 등을 시행합니다. 필요시 수면다원 검사, 심리 검사, 원인이 될 수 있는 신체질환 평가 등을 시행해 불면증의 원인을 찾습니다.
생활습관 개선으로 증상 완화하는 방법, 예방하는 방법		불면증의 원인을 밝히고 원인을 제거합니다. 특히 오래 누워 있다고 좋은 게 아니라, 짧더라도 깊은 잠을 자는 것이 중요하다고 생각하는 것이 좋습니다. 쾌적한 수면을 위해서는 올바른 수면 습관이 필요합니다. 이 밖에도 약물 치료, 인지행동 치료, 이완요법, 자극조절법 등이 있습니다. 한편, 수면 일지를 적어보면 수면의 문제점을 발견하는 데 도움이 됩니다. 수면 일지에는 잠자리에 드는 시간, 일어나는 시간, 카페인이 함유된 음료를 마신 횟수, 하루 동안의 운동량 등을 기록합니다.

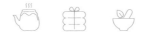

스트레스성 피로와
어지럼 치료에 쓰는 공진단

– 만성피로증후군

저는 고등학교 졸업 후에도 마음이 맞는 친구들끼리 종종 모임을 가지고 있습니다. 그런데 얼마 전, 오랜만에 만난 친구 표정이 좋지 않았습니다. 그 친구는 5년 전에 목디스크 때문에 고생을 많이 해서 제가 두통과 목, 어깨 통증을 진료해준 적이 있었습니다. 직업이 IT 프리랜서인데, 컴퓨터를 많이 하기 때문에 직업병처럼 이러한 통증을 달고 사는 친구였는데 이번에는 그 증상은 아니라고 합니다.

왜 그러냐고 물어보니 친구는 고민을 털어놓았습니다.

"나 너무 어지러워서 쓰러질 뻔했어. 너무 기력이 없어서 응급실까지 갔어. 근데 이상이 없다고 하네."

"요새 특별히 달라진 것도 없는데, 매일 심하게 피곤하고, 팔다리가 저린 증상이 있어, 자주 어지러워서 빙빙 돌기도 하고…."

친구는 작년부터 병원을 찾아다녀봤지만, 머리 CT, 목 MRI, 심장 검사를 해도 의사들은 이상이 없다고만 한답니다.

"나는 수개월 동안 힘들어 죽겠는데, 병원에서는 추가적으로 검사를 더 해보자는데, 그것 외에는 내년 3월 말까지는 해줄 게 없대."

"목디스크가 있기도 해서 평소 목, 어깨가 굳어 있고, 최근에는 뒷골이 당기고, 쑤시는 두통이 있었어. 가끔은 빙빙 돌고 쓰러질 것 같이 어지러워서 제대로 걷기도 힘들고 서 있기조차 힘들어."

"너, 스트레스 받거나 일이 많이 바쁘냐?"

"아니, 평소랑 똑같아."

"이상하네. 그럴 리가 없는데…."

이 친구는 평소에 성격이 정말 무던합니다. 스트레스도 많이 안 받고, '오늘 하루 행복하자'가 목표인 친구입니다. 그래서 모든 게 다 괜찮다고 느끼는 친구예요. 더 캐물으니 요새 제주도 사시는 어머니가 폐질환으로 서울에 있는 대학병원에 진료를 앞두고 있었다고 합니다.

"야, 그게 스트레스지."

"아닌데…."

너무 무던해서 심적인 것은 못 느끼고 몸에만 스트레스 반응이 나타났을까요. 요새는 프로젝트 때문에 굉장히 바쁘다고 합니다. 평소 불면증 때문에 마시던 술은 여전히 매일같이 마십니다. 이 친구는 사실 심각한 불면증도 있었습니다. 어릴 적부터 누워서 공상하는 걸 좋아하고, 늦게 자는 습관이 있었습니다. 그게 20년이 넘어가고 또 술을 좋아하는 녀석인지라, 자주 자기 전에 술을 마셨고, 어느샌가 술을 마시지 않으면 잠이 오지 않는 상태가 되어 있었습니다.

제 임상적인 경험상 이런 증상에는 공진단이 효과가 있을 것이라 생각되어 한 달은 먹어보라고 권했습니다. 공진단은 수면 부족과 스트레스로 인한 통증, 피로에 빠른 효과를 보이는 약이기 때문입니다.

공진단을 복용한 지 3~4일만에 심적·육체적으로 편안해지면서, 증상이 조금씩 완화되었습니다. 일주일이 지나자 어지러움, 기력 저하, 팔다리 저림 등도 개선되었고 심적·육체적으로 편안함을 느끼며 70~80% 정도 좋아졌다고 합니다. 술도 약 먹는 동안 끊으라고 했더니 수면의 질도 덤으로 좋아졌습니다.[31][32]

---

31) 이진현, et al. 〈공진단의 효과에 대한 문헌적 고찰〉 한방재활의학과학회지 23.3 (2013): 69–78.

32) 최금희, and 박치상. 〈공진단(拱辰丹)의 성분 분석 및 갱산화(坑酸化) 작용에 미치는 영향〉 대한본초학회지 22.2 (2007): 51–63.

제목	구분	내용
해당 증상에 대해 의심 가능한 질환	양방	피로, 피곤 등의 증상으로 내원했을 때, 그러한 증상을 유발할 수 있는 질병, 예를 들면 갑상선이나 부신 기능 이상 등과 같은 호르몬 이상 질환, 간질환, 신질환, 심부전, 만성폐쇄성 폐질환, 약물 부작용, 결핵 등과 같은 감염성질환, 정신과적 질환, 악성종양 등이 관찰되지 않으면서 일상적인 활동에서 비정상적인 탈진 증상이나, 지속적인 집중이 어렵거나 일상적인 활동을 하기 어려운 상태를 만성피로증후군이라 묶어서 볼 수 있습니다.
	한방	피로는 기울, 허증, 실증, 수독, 담음 등 수많은 원인에 의해 나타나고 각 원인에 따라 양상이 다릅니다. 수독의 경우, 잘 부으면서 피로하고, 담음은 소화 기능과 연관된 식곤증이 동반됩니다. 실증은 피로한데 살이 찌고 허증은 오히려 체중이 감소하는 피로 양상을 보입니다.
해당 질환의 경중		피로가 지속되면 기억력, 사고력, 집중력이 저하됩니다. 신체 기능도 떨어지는데 주로 소화기관장애로 식욕 부진, 복통이 발생하고, 호흡곤란, 체중 감소, 우울, 불안 등 다양한 증상과 연관됩니다.
병의 진단 과정	한·양방	피로를 진단하는 기준으로 '만성피로증후군'을 가장 많이 사용합니다. 피로가 6개월 이상 지속적 또는 반복적으로 나타나고, 휴식으로 증상이 호전되지 않습니다. 피로로 인해 직업,

제목	구분	내용
병의 진단 과정	한·양방	사회, 개인 활동의 감소요인이 됩니다. 기억력 또는 집중력장애, 근육통, 두통이 병발하며, 잠을 자도 상쾌한 느낌이 없고, 운동 또는 힘든 일을 한 이후에 나타나는 심한 권태감을 느끼는 등 여러 가지 조건을 충족할 때 진단됩니다.
생활습관 개선으로 증상 완화하는 방법, 예방하는 방법		피로를 풀기 위해서는 충분히 쉬고 잘 자는 것이 기본입니다. 그리고 피로를 유발하는 원인을 찾고, 피로 유발 상황을 변화시키는 시도를 해야 합니다. 유산소운동은 피로 회복에 굉장히 도움이 됩니다. 걷기, 필라테스, 수영 등을 추천하며, 몸에 무리 가지 않는 범위 내에서 천천히, 조금씩 운동량을 늘립니다.

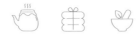

엄마의 급똥 때문에
끊이지 않는 가족 간의 불화
-과민성 장증후군

'급똥'은 급하게 똥이 마려워지는 것을 말합니다. 살다 보면 정말 갑자기 꼬이는 듯한 복통과 급한 변의를 느끼는 경우가 있습니다. 화장실 갈 때까지 참기 힘들고, 금방이라도 쌀 것 같아 몸은 꼬이고, 변기에 앉자마자 폭풍처럼 쏟아져 내리면 안도의 한숨이 터져 나옵니다.

똥구멍에 여전히 묵직함이 남아 뭔가 개운하지 않고, 이후에도 살살 아픈 듯한 장 속. 차라리 집에서 그러면 다행이지, 밖에서 그러면 너무 곤란합니다. 버스, 지하철, 길거리… 생각만 해도 끔찍합니다. 라디오 사연에서도 이런 곤란했던 급똥 이야기를 자주 들었던 것 같습니다. 좀 더럽지만, 급똥 때문에 곤란한 경험, 한 번씩은 다들 있지 않으세요?

마르고 조금 예민해 보이는 60세 여자 환자분은 이런 급똥 때문에 매일 고생하는 분이었습니다.

"원장님, 저는 매일 아침에 화장실을 자주 가요. 배가 살살 아프면서 참지를 못해요."

문제는 집에 화장실이 한 개뿐이라서 출근하는 아들, 딸의 욕실 사용 시간과 환자분이 화장실에 가야 하는 시간이 겹친다는 것입니다. 당연히 아침마다 난리입니다. 바쁜 아침, 직장인들은 1분 1초가 급한데 엄마는 화장실이 급하고, 화장실을 사용하고 나오면 남은 냄새들도 불쾌하고, 서로 분란의 씨앗이 된다고 했습니다.

　"엄마, 좀 어떻게 안 돼?"

　최근에 환자분의 언니도 위염, 식도염으로 엄청 고생하고 밥이 잘 안 넘어가서 한약으로 치료를 하셨는데, 많이 좋아졌다고 했습니다. 양방에서 주는 진경제, 항생제도 그다지 효과는 없었기에 본인도 한약으로 치료를 하면 좋겠다고 생각해 찾아오셨다고 합니다.

　"평소 소화기가 예민해 위가 안 좋아서 소화가 안 되는 편이라 조금씩 자주 먹는 편이에요."

　진찰해보니 위염, 식도염, 과민성 장증후군 모두 가지고 있었습니다. 배 가운데를 꾸욱 눌러보니 단단한 덩어리가 만져집니다. 위장부터 대장까지 염증이 있어 부어 있고 예민해서 생기는 이런 오래된 염증을 담적이라고 합니다.

　"담적 증상을 치료해야 해요."

　증상들을 종합해보니 '반하'라는 약이 떠오릅니다. 반하는 이런 소화기의 노폐물을 제거하는 데 최적의 약입니다. 위염, 식도염, 대장이 모두 한 방에 좋아지게 합니다. 반하를 중심으로 몸 상태를 고려해 약을 지어드렸습니다.

　"물론 생활습관을 같이 교정해야 합니다. 위장에 자극이 되는 음식을 줄이고 소화에 편한 음식을 드셔야 해요."

한약을 한 달간 복용 후, 환자분은 이렇게 이야기했습니다.

"먹기 시작한 3~4일부터 소화가 편해졌습니다. 2주 정도 지나면서 아침에 화장실을 급하게 가지 않아도 되었습니다. 그러자 점점 몸이 가벼워지고 생활하기 좋아졌어요."

가족에게도 평화가 찾아왔습니다. 하지만 시간이 지난 후 환자분이 너무 방심하고 위장을 자극하는 음식을 무분별하게 먹거나 생활습관이 무너지면 급똥은 다시 슬슬 찾아올 겁니다. 급똥은 그리 만만한 녀석이 아니기 때문입니다. [33][34][35][36]

33) 윤종민, et al. 〈설사형 과민성 장증후군 치험례〉 동의생리병리학회지 18.6 (2004): 1913–1917.
34) 이준영, et al. 〈형방지황탕가미로 치료한 만성 난치성 설사 치험 3례에 대한임상적 고찰〉 대한한방내과학회지 제 40.5 (2019).

제목	구분	내용
해당 증상에 대해 의심 가능한 질환	양방	복통의 원인이 되는 장기 손상, 장염, 위궤양, 소화기종양, 췌장염 등은 혈액 검사, X-Ray, CT 촬영을 통해 특정 원인을 찾을 수 있습니다. 하지만 과민성 장증후군처럼 기질적인 장애가 없는데도 장기간 증상이 반복, 재발되기도 합니다.
	한방	과민성 장증후군과 연관된 한의학적 원인으로는 기울과 담음이 대표적입니다. 기울은 스트레스로 유발되는 형태의 복통이 많고, 담음은 평소 식습관에 문제가 있거나 오랫동안 복부 안에 담적이 쌓여 위 운동 기능이 떨어져 있는 경우 발생합니다.
해당 질환의 경중		과민성 장증후군은 암이나 환자의 기질적인 질환과 관련이 없지만, 일상생활에서 불편을 겪으며, 불안감과 의욕 상실을 초래해 사회생활에 지장을 주기도 합니다.
병의 진단 과정	한·양방	과민성 장증후군의 경우, ① 만성적이고 재발하는 복통이 있고, ② 배변 습관의 변화가 있으면서, ③ 기질적인 장애의 증거가 없는 경우에 내릴 수 있습니다.

35) 하상규, et al. 〈과민성 대장증후군 환자의 애구요법 치험례〉 The Journal of Internal Korean Medicine 230 (2003): 237.
36) 이주일, et al. 〈과민성 대장증후군 환자의 대칠기탕가감방(大七氣湯加減方) 임상보고〉 대한한방부인과학회지 20.1 (2007): 268–276.

제목	구분	내용
생활습관 개선으로 증상 완화하는 방법, 예방하는 방법		카페인, 술, 밀가루, 기름진 음식, 신 음식, 매운 음식, 탄산가스가 들어 있는 음료를 제한하는 것이 좋습니다. 특히 개인마다 복통을 유발하는 음식이 다른 경우가 많기 때문에 평소 먹었을 때 자극이 되었던 음식을 파악하고 이런 음식들을 피하도록 해야 합니다. 스트레스 요인을 파악하고 가능한 한 스트레스를 줄이도록 합니다. 산책, 등산, 스쿼트 등의 하체운동을 해 장운동을 활성화합니다.

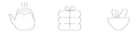

죽을 것 같은 공포가 사라지다

– 불안장애를 동반한 망양증

한의원을 하다 보면, 제가 치료하는 환자분들 중에 낫지 않는 사람이 없는 것 같고, 매번 효과가 즉각적으로 보여 환자분들도 너무 만족해하는 시기가 있다고 느낍니다. 솔직히 '이제 나 다 치료할 수 있나 봐'라는 근거 없는 자신감에 빠지기도 합니다. 하지만 이럴 때마다 어김없이 너무 어려운 증상으로 찾아오시는 분들 때문에 다시금 겸손해지고 가르침을 받는 사건이 생깁니다. 제가 '담적증' 치료에 자신이 붙어가는 시기였습니다. 어려운 담적증도 척척 나아가기에, 소문도 좀 나고, 블로그에 올린 치료사례를 보고 오시는 분들도 늘고 있었습니다.

그때 멀리서 환자분들이 찾아오기도 했는데, 그중 기억에 남는 케이스가 있습니다. 어느 해 가을, 77세 할아버지가 아드님과 같이 내원하셨습니다. 6개월 전, 건강검진 후 갑자기 이상한 증상이 생겼다고 하셨습니다.

"여름부터 추운 날씨가 아닌데도 밤에 너무 추위를 느껴요."

그래서 온수매트를 켜고 두꺼운 등산복까지 입고 자기 시작했는데 자다 보면 땀을 비정상적으로 너무 많이 흘려서 옷을 두세 번씩 갈아입는다고 하셨습니다. 몸은 너무 추운데 몸에 열이 나면서 땀이 그치질 않으니 이러다 죽는 게 아닌가 하는 공포감이 생기고 "아주 미치겠다"라며 괴로움을 호소하셨습니다

이런 괴로움과 공포감에 새벽에도 아드님께 전화하니, 아드님도 아버님의 개선을 위해 회사에 휴가를 내가면서 병원을 찾고 백방으로 노력을 하는 중이었습니다.

"잠을 못 자서 그런지 기운이 하나도 없는데 아침에 특히 아주 어지럽고, 피로하면 머리가 아파요. 기운이라도 차리려고 식사를 하려고 해도 밥이 넘어가질 않아요."

"밥맛이 대체로 없는 편이기도 했지만, 속이 자주 메슥거려서 억지로 밥을 먹는데 평소 1/3 정도로 적게 먹어요."

그래서인지 체중이 많이 빠졌고 변비가 심해졌습니다. 낮에도 여전히 기운이 하나도 없다고 합니다. 건강검진상 별다른 질병이 없으셨고, 내시경도 괜찮으셔서 건강검진센터에서는 신경안정제를 처방해주었는데, 신경안정제는 잠깐 효과가 있더니 현재는 먹어도 효과가 없다고 합니다. 2개월 전에 이런 증상이 있고 난 후, 예정되었던 무릎 수술을 받고 나니 증상은 더욱 악화되었습니다. 수술 후 하루 정도 섬망이 있을 정도로 심각해졌습니다.

우리 한의원에 오기 전에 한방병원에서 '담적' 진단을 받고 소화 기능 개선을 위해 입원 치료까지 하셨으나, 효과가 없어서 많이 고생하

셨다고 합니다. 일반적으로 땀이 많이 나면 스트레스를 받기는 하지만, 땀의 양이나 스트레스 정도가 제가 임상에서 본 것 중 가장 심한 수준이었습니다. 환자분은 제가 담적증에 대해 쓴 글을 보고 오셨다고 하셨습니다. 저도 사실 처음에는 이 환자에게 담적증이 있다고 생각하고 치료를 시작했지만, 이 증상은 치료할수록 담적증과는 결을 달리하는 범주의 질환을 겸하고 있었습니다.

한의학에서는 망양증이라는 증상이 있는데 이것과 딱 떨어지는 증상이었습니다. '망양증'은 몸에 양기가 없어 심한 허탈 상태에 빠지는 병입니다. 구슬땀을 흘리고 추위를 느끼며 손발이 차고 창백하며 정신이 흐려지고, 심하면 입술이 파란색을 띠고 맥이 미약해지는데, 응급 치료를 병행해야 하는 위중한 병입니다. 환자분의 죽을 것 같은 공포감도 스스로 자기 병의 위험을 직감한 게 아니었을까 싶습니다.

"시간이 좀 걸릴 수도 있지만, 치료 방법이 있으니 포기하지 마시고 잘 따라와 주세요."

정서적으로 불안해하셔서 매번 용기를 가지시라고 설명해드렸고, 같이 오신 아드님께도 호전 신호가 보일 때마다 응원해드렸습니다. 그리고 제 치료 외에도 좋은 방법이 있다면 같이 병행하라고 말씀드렸습니다. 한 달 반 정도 치료하면서 추위를 타고 땀이 나는 증상은 거의 없어지고 좋아졌습니다. 중간에 신경안정제를 다시 투여했고, 한약과 병행해서 복용했습니다

기존 병력으로 봤을 때 신경안정제를 지속적으로 투여 시 약 효과는 떨어지면서 재발이 반복되는 양상이었는데, 한약을 병행하면서 안

정적인 개선 효과가 유지되었기에 '망양증' 치료가 유의미하다고 볼 수 있었습니다.

"나의 환자가 나의 스승이다"라는 말이 있습니다. 권위자의 진단, 검사 결과, 책과 논문, 인터넷에 넘치는 전문가 의견도 물론 중요합니다. 하지만 환자의 말과 몸 상태를 유심히 관찰하고 거기서 시작하는 것, 의사가 오만하지 않고, 항상 깨어 있고 배워가려는 자세를 유지하는 것이 매우 중요하다는 것을 스스로 한 번 더 다짐하게 된 소중한 케이스였습니다.[37][38][39]

37) 최민기, et al. 〈소편적삽증(小便赤澁證)을 동반한 소음인(少陰人) 망양증(亡陽證) 환자(患者) 치험(治驗) 1 례(例)〉 사상체질의학회지 20.2 (2008): 129–134.
38) 김일환, et al. 〈진한가열증(眞寒假熱證)을 보인 소음인(少陰人) 망양증(亡陽證) 환자(患者) 치험(治驗) 1례(例)〉 사상체질의학회지 17.3 (2005): 150–155.
39) 김이동, et al. 〈소음인 망양증 환자의 승양익기탕가미방 치험례〉 The Journal of Internal Korean Medicine 176 (2003): 184.

제목	구분	내용
해당 증상에 대해 의심 가능한 질환	양방	불안장애는 유전적 요인, 스트레스 등으로 인해 발생합니다. 또한 심장질환, 호르몬 분비장애, 천식과 만성폐쇄성 폐질환 등 호흡기질환, 발열도 불안감을 야기할 수 있습니다. 술, 카페인, 스테로이드 등도 불안을 유발하는 것으로 알려져 있습니다.
	한방	스트레스로 인한 기울, 심리적인 저항력이 매우 떨어진 허증의 두 가지 요소가 불안증상과 연관됩니다.
해당 질환의 경중		불안장애는 매우 고통스럽고 우울증을 유발할 수 있습니다. 불안을 줄이고자 알코올에 의존하면 알코올중독이 발생하기도 합니다.
병의 진단 과정	한·양방	불안장애의 진단을 위한 특별한 검사법은 없습니다. 불안을 일으킬 수 있는 다른 신경과적·내과적 질환의 감별을 위해 혈액 검사나 뇌영상 (자기공명영상 촬영 등)과 같은 검사를 시행할 수 있습니다.
생활습관 개선으로 증상 완화하는 방법, 예방하는 방법		불안장애는 휴식, 취미활동, 명상, 복식호흡 등 심리적 이완을 통해 스트레스를 조절하고 관리하는 것이 필요합니다.

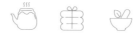

매일 밤 옷이 흠뻑 젖어서
매번 새 옷으로 갈아입어야 했다

- 다한증

　'다한증'은 손발이나 몸에서 과도하게 땀이 많이 나는 질환을 말합니다. 당뇨, 결핵, 갑상선 기능 항진증 같은 질환에 의해 이차적으로 유발되는 다한증도 있지만, 원인이 명확하지 않은 경우가 훨씬 더 많습니다. 이 중 자율신경계가 과도하게 예민해져서 땀 분비가 많아진다는 가설이 가장 설득력이 있습니다.

　저도 이런 다한증 환자들을 실제 임상에서 자주 봅니다. 체격이 좋으신 50세 남자분은 특별한 이유 없이 몸에서 땀이 많이 나기 시작했다고 하셨습니다. 제가 이분을 본 첫날에도 가슴과 등에 땀이 흥건했습니다. 물을 뒤집어 쓰셨거나 땀나는 수도꼭지가 고장 나셨나 생각될 정도로 심각했습니다.

　"이 병원, 저 병원을 다녀봐도 원인을 모르겠다 하네요. 답답한 심정에 여기가 동네에서 잘한다고 소문이 나서 찾아왔어요."

　병원에서는 원인이 없으면 치료법도 마땅치 않습니다. 손에 나는 땀이 아니다 보니, 전기영동 치료 같은 증상 치료도 당연히 어렵습니다. 로션이나 먹는 약도 일시적인 증상 완화 효과만 있을 뿐, 치료약은 아닙니다. 그렇다고 수술을 하기에는 부작용이 매우 걱정되는 상황이 었습니다. 쭉 진찰해보니, 오래전 진단했던 역류성 식도염 외에는 정말 질병이나 증상이 거의 없었습니다.

"평소 예민한 성격이어서 스트레스는 잘 받는 편이에요. 하체에는 땀이 안 나는데 상체 위주로만 땀이 나요."

종합적으로 봤을 때 '자율신경계의 밸런스 이상'이 의심되었습니다. HRV라는 자율신경계 검사를 시행했더니 역시나 자율신경계의 교감, 부교감을 나타내는 수치가 정상범위를 벗어나 있었습니다.

"환자분은 자율신경계의 균형이 깨져, 교감신경이 쉽게 흥분하고, 혈관 확장과 혈류 흐름이 비정상적으로 증가해 상대적으로 상체에 열이 몰렸고, 그 열을 발산하기 위해 땀을 배출하고 있는 것으로 보입니다."

"네, 너무 힘드네요. 원장님, 좋은 방법이 있다면 치료해주세요."

하지만 자율신경계를 치료하는 약은 특별히 정해져 있지는 않습니다. 이분 같은 경우, 혈액순환을 좋게 해서 상체로 몰린 열을 내려주고, 땀 분비를 조절하는 한약을 써드렸습니다. 그리고 오랜 역류성 식도염이 몸의 위아래 혈액순환을 방해하고 있어, 위장 주변에 침 치료를 병행했습니다. 효과는 매우 빠르게 나타났습니다. 치료 경과는 그 환자분이 직접 써주신 후기로 대체해보겠습니다.

<원문 내용>

저는 한 달 정도를 잠잘 때 땀이 많이 나서 잠을 잘 자지 못하는 등 굉장히 불편했습니다. 거의 매일 밤 옷이 흠뻑 젖어서 한두 번씩 새 옷으로 갈아입어야 잠들 수 있었습니다. 처음 한의원에 와서 침을 맞고 나니 바로 차도를 보이기 시작했습니다.

약도 한 달분을 지어서 복용하면서 일주일에 두 번씩 침을 맞으니 보름 정도 지난 후부터는 땀이 거의 사라졌습니다. 20일이 지나니 스스로 '완치됐구나' 생각되어 남은 약을 계속 먹기로 하고 침 치료는 오늘로 마쳤습니다.

처음 한의원에 왔을 때는 과연 나을 수 있을까 의구심도 가졌었는데, 이렇게 완치되고 나니 너무나 기쁩니다. 감사합니다.

몸에 땀이 많이 나면 옷이 축축하고 무거워져서, 불쾌해지고 자주 갈아입어야 하는 불편함이 있습니다. 특히 야간에 땀이 나면 잠을 자는 데 굉장히 불편하죠. 땀이 마르면서 체온이 저하되니, 감기 같은 호흡기 염증질환에 노출되기도 쉽습니다. 그뿐만 아니라, 땀분비 이후 피부에 세균이 번식해 냄새가 나기도 하고, 지루성 피부염, 진균질환 같은 피부질환을 유발하는 경우도 임상에서 볼 수 있습니다. 게다가 심리적으로 상대가 나를 불결하게 볼까 봐 위축되기도 합니다. 자신을 노출하기가 겁나고 대인기피가 생기기도 합니다.

양방에서는 이런 다한증을 치료하고 싶어도 딱 떨어지는 치료법이 있는 것은 아니기에 증상을 줄여주는 일시적인 치료가 대부분입니다. 수술도 신중하게 하는 것이 좋습니다. 너무 심하다면 효과는 있지만, 보상성 다한증(다한증 수술 후 치료 부위 외의 다른 부위에서 땀이 보상적으로 많이 나는 다한증) 부작용을 감내해야 하거든요.

땀이 많이 난다면, 땀 자체에 집중할 게 아니라 땀이 날 수밖에 없는 원인을 찾아주는 게 근본적인 방법이 아닐까 싶습니다. 땀이 많이 나게 만드는 원인으로 저는 자율신경계 기능 이상을 중요하게 생각합니다. [40]

40) 이성헌, et al. 〈일차성 다한증 환자 26명의 한의학적 치료 후 삶의 질 변화에 대한 임상적 평가〉 대한한방내과학회지 제 28.3 (2007).

제목	구분	내용
해당 증상에 대해 의심 가능한 질환	양방	다한증은 원인이 불분명한 일차성 다한증과 특정질환으로 인한 이차성 다한증으로 분류됩니다. 이차성 다한증을 유발할 수 있는 원인질환에는 갑상선 기능 항진증, 비만, 갱년기증후군 같은 호르몬 분비 이상 등이 있습니다. 질병이 없는 건강한 상태에서 땀이 많이 나는 경우를 일차성 다한증이라고 합니다. 일차성의 경우, 교감 신경계의 비정상적인 자극에 따른 자율신경계의 이상에 의해서 나타나는 현상으로 이해되고 있습니다.
	한방	다한증은 열증, 허증, 울증, 담음에 의해 나타납니다. 과도하게 몸에 열이 많은 경우, 온도를 조절하기 위해 땀이 많아지게 됩니다. 허증은 피부에 땀구멍을 조절하는 기운이 떨어져서 생기며, 피로와 식욕 부진을 동반하는 경우가 많습니다. 기울의 경우, 예민하거나 스트레스를 많이 받는 긴장에 반응해 땀이 나게 됩니다. 담음은 복부 가운데에 혈액순환을 방해하는 요소가 생겨 인체 상부인 얼굴, 가슴, 등에는 땀이 많고 반대로 손발은 차게 느껴지는 특징을 보입니다.
해당 질환의 경중		땀 분비 증가 외에 다른 질병이 동반되지 않는 경우가 많습니다. 하지만 화학 물질이 분비된 땀과 접촉해 피부염이 동반될 수 있습니다. 또한 세균 감염이 동반되면 심한 악취가 날 수 있습니다. 다한증 환자들은 손바닥에 땀이 고여

제목	구분	내용
해당 질환의 경중		정밀한 작업이 힘들고, 글씨를 쓰거나 악기 등을 다룰 때 어려움을 겪습니다. 겨드랑이의 땀이 노출되거나 악수를 할 때 상대방이 불결하게 생각할까 봐 심리적으로 위축되는 등 사회생활에 지장을 받으며, 대인관계 등의 어려움을 겪습니다.
병의 진단 과정	한·양방	다한증은 임상 양상을 기반으로 진단합니다. 환자가 땀이 많이 나서 대인관계나 사회 생활에 어려움을 겪어 병원에 내원하면 진단할 수 있습니다.
생활습관 개선으로 증상 완화하는 방법, 예방하는 방법		교감신경의 흥분을 완화하고 자율신경계 균형을 맞추는 것이 다한증을 줄이는 예방법입니다. 스트레스는 그때그때 해소하는 것이 중요하고, 지나치게 무리하지 않아야 합니다. 평소 명상, 기도, 음악 등을 활용해 마음을 안정시키도록 노력해야 합니다.

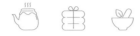

밥 잘 안 먹고 키도 안 크는 아이들,
한약으로 효과 보고 면역력은 덤!

– 성장부진

성장이 느린 6세 여자아이

성장이 느린 6세 여자아이가 두 살 터울의 동생과 같이 내원했습니다. 동생과 두 살 차이가 나는데 키와 체중이 거의 차이가 나지 않았습니다. 언니는 체중도 많이 나가지 않고 또래에서 키도 매우 작은 편에 속했습니다. 성장 그래프상으로는 같은 연령에서 하위 5%였습니다. 다른 증상으로는 감기에 걸리면 대략 한 달 정도로 길게 가고, 유치원에 다녀오면 투정을 부리다가 낮잠을 길게 자는 편이었습니다.

"밥을 깨작깨작 먹고 식욕은 없고 식사량은 동생과 비교해서 70~80% 정도 돼요. 식사하고 나면 트림을 많이 해요"라며 엄마는 불만을 토로했습니다.

"코피가 자주 나고, 가끔 중이염이 올 때도 있고, 감기 후유증으로 잔기침이 몇 주 갈 때도 있어요."

병원에서는 증상이 있을 때마다 항생제나 항히스타민제를 처방하지만, 그 약이 성장이나 면역력 회복에 정답일 수는 없습니다. 이 아이 같은 경우, 느린 성장과 식욕 부진 외에도 감기에 자주 걸리고 감기 회복이 느린 문제가 동반되기 때문에 면역력 개선 처방도 병행했습니다. 소건중탕을 기본으로 해서 몇 가지 약재를 가감해 처방했습니다.

처음 한 달간 한약을 복용했을 때, 식사는 별로 차도가 없었으나 감기가 양약 없이도 가볍게 지나갔고, 총 3개월 복용 후 면역력이 좋아지고 밥도 잘 먹게 되어 치료를 종료했습니다.

"선생님. 원래는 유치원에 다녀와서는 낮잠을 잤는데, 한약 복용 후에는 투정도 줄고 낮잠도 안 자게 되었어요."

이렇게 잘 먹고 잘 크다 보니 체중이 더 늘어나면서 엄마는 매우 좋아하셨습니다.

밥 먹이기 너무 힘든 2세 여자아이

우리 한의원에 찾아온 2세 여자아이는, 머리만 크고 작고 말라서 주변에서 츄파츕스라는 별명이 붙을 정도였습니다.

"밥 한번 먹이려면 식구가 너무 많이 고생해요. 잘 안 먹고, 먹어도 조금 먹다가 바로 거부해요. 아이가 식사 시간에 돌아다녀서 숟가락들고 쫓아다니다 보면 엄마, 아빠도 체력이 바닥나고, 지쳐버려요."

밥을 안 먹는다고 활동이 적은 아이는 아니었습니다. 항상 뛰어다니고, 잘 노는 활력이 넘치는 아이였습니다. 머리에 땀이 많아서 신나게 뛰어놀고 나면, 땀이 식으면서 감기에 걸리는 것도 문제였습니다.

소아과에서 상담도 받아봤는데, 특별히 이상이 없으니, 골고루 잘 먹이고 기다리면 언젠가 클 거라는데, 의사 선생님 말처럼 잘 먹이기가 쉽지는 않았습니다.

"홍삼이나 건강 기능 식품을 먹여봐도 딱히 효과는 없었어요."

"애들이 성장하는 시기에는 일시적으로 면역력이 떨어지는 상태에 빠지는데, 이때 한약을 써주면 도움이 됩니다. 음식을 먹고 활동한 후 남은 에너지로 키가 크는데, 먹는 것은 조금이고 활동이 많으면 키가 크지 않을 수 있어요. 먼저 잘 먹는 게 중요해요."

어머니에게 이런 말씀을 드리고 1년에 한두 번씩 성장 보약을 꾸준히 먹여보라고 했습니다. 한약을 먹고 식욕이 점차 늘더니 편식도 개선되어갔습니다.

시간이 한참 흘러 2년 후 아이의 엄마가 건강검진 통보서를 사진으로 찍어서 보내주었을 때는 너무 기뻤습니다. 어느새 훌쩍 커버렸기 때문입니다. 그 이후, 6세가 된 아이는 키도 중간 이상에 밥도 잘 먹는 튼튼한 아이가 되었습니다. [41][42][43]

41) 정성민, et al. 〈한약 투여가 소아의 성장에 미치는 영향〉 대한한방소아과학회지 18.2 (2004): 119-126.

42) 김지은, and 백정한. 〈소아 성장을 위한 한약 투여에 대한 후향적 연구〉 대한한방소아과학회지 제 30.4 (2016).

43) 이세연, et al. 〈성장 치료를 위한 한약투여의 임상적 효과 및 안전성 평가〉 대한한방내과학회지 22.4 (2001): 513-517.

제목	구분	내용
해당 증상에 대해 의심 가능한 질환	양방	성장 부진과 동반된 증상으로는 식욕 부진, 소화기장애, 호흡기 감염 증상이 가장 많이 차지합니다. 그중에서도 소화기계의 질환이 가장 많은 비율을 차지하는데, 식욕 부진, 소화불량, 복통, 설사, 변비 등에 의한 영양 섭취가 적절하지 않은 경우이며, 수면 부족이나 운동 부족에 의한 경우도 살펴봐야 합니다. 또한 이러한 성장 지체는 전신질환 또는 뇌하수체, 갑상선, 부신, 성선의 호르몬 분비장애의 증후로 나타날 수 있습니다.
	한방	한의학에서 성장 장애는 소화흡수 기능이 약한 경우, 몸에 열이 너무 많은 경우, 수면 부족, 피로, 과도한 활동이 성장을 방해하는 것을 원인으로 봅니다. 성장호르몬의 분비를 저해하는 요소를 찾고 정상적으로 뼈를 만드는 데 잘 활용하지 못하는 부분을 모두 원인으로 파악합니다.
해당 질환의 경중		신장이 표준치보다 3표준편차 이하로 작은 경우는 대부분 병적요인, 즉 심한 만성질환, 골질환, 염색체질환, 태아 발육 부전, 성장호르몬이나 갑상선 호르몬 결핍 등 내분비질환 등을 확인해야 합니다.

제목	구분	내용
병의 진단 과정	한·양방	성장 지연의 원인을 찾기 위해 성장 호르몬 검사, 염색체 검사, 골연령 검사 등을 시행합니다. 영양 상태, 질병 유무를 확인하기 위한 혈액 및 소변 검사, 성장인자 및 성장 관련 호르몬 검사를 시행합니다. 필요할 경우 성장호르몬 자극 검사, 염색체 검사, 뇌 CT 또는 MRI를 시행할 수 있습니다.
생활습관 개선으로 증상 완화하는 방법, 예방하는 방법		영양 섭취를 골고루 하고 특히 단백질, 칼슘이 풍부한 음식을 자주 먹습니다. 성장호르몬이 분비가 되는 밤 11시 이전에 잠자리에 드는 것이 좋습니다. 성장판 연골세포를 자극하는 줄넘기, 점프하기와 같은 운동을 합니다. 만성질환이나 만성설사, 호흡기질환을 가능하면 조기에 치료합니다. 체중이 많이 나가면 무릎과 발목의 성장판을 지나치게 압박해 성장을 방해하고 성장판도 조기에 닫히게 되므로 비만에 유의합니다.

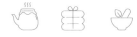

메니에르병 진단 후
반복되는 어지러움

- 어지럼증

"2주면 치료할 수 있습니다."

기운이 없어 축 처진 환자분께 힘이 되고 싶어서 확신을 담은 말을
했습니다.

"의사는 약을 던질 때 환자에게는 틀림없이 이런저런 변화가 나타
날 거야. 예후까지 다 장악하면서 한 치의 오차가 없는 의사가 되어
라."

한약을 공부하던 시기에 존경하는 선배님의 말씀에 한 발짝 다가간
것 같아서 저 스스로 기분이 좋았습니다.

서울 은평구에서 오신 마른 체격의 49세 여성 환자분의 주요 증상
은 어지러움이었습니다.

"넉 달 전부터 어지러운데 잘 낫지 않아요. 앞이 빙빙 돌고, 넘어지
기라도 할까 봐 너무 걱정이에요. 그래서 밖에도 못 나가고 집에만 있
게 돼요."

조심조심 힘없는 목소리의 환자분과 대화를 이어나갔습니다. 이런

증상 외에도 머리에 기압이 꽉 차 있는 느낌, 고주파음이 들리는 이명 현상, 몸은 너무 피곤한데 쉬어도 풀리지 않는 피로, 그리고 목덜미와 어깨가 많이 아파서 고생하고 있다고 하셨습니다.

"어지러움 때문에 여러 병원에 다녔는데, 당연히 병원에서 하라는 MRI와 어지러움과 관련된 검사는 다 했어요."

다행히도 종양이나 뇌질환은 아니어서 '이석증'으로 진단받고 어지럼증 약을 처방받아서 복용했지만, 약 기운이 떨어지면 다시 발생하는 일이 잦았습니다. 증상이 반복되자 다른 병원을 찾아 수년 전에 있었던 메니에르라는 진단명을 받았습니다.

그때부터 약을 바꾸어 먹었지만 역시나 깨끗하게 좋아지는 느낌은 아니었으니 본인도 아주 답답할 노릇이었습니다.

"환자분, 잘 들으세요. 낫지 않는 이유를 알려드릴게요. 이런 어지러움, 이명은 대부분 뒷목 통증이나 피로를 동반해요."

이 환자분도 최근에 코로나19로 재택 근무를 많이 했습니다. 체력은 떨어지지만 밤을 새우거나 끝장을 보려고 일을 멈추지 않았습니다. 구부정한 자세로 컴퓨터 작업을 반복해 목 뻐근함이 계속되었지만, 성격상 한번 맡은 일은 완성할 때까지 쉽게 멈추지 않고, 책임감이 강해 남보다 자신을 혹사하는 분이었습니다.

"맞아요, 선생님! 제 성격을 어떻게 한 번에 딱 아세요? 집안일, 컴퓨터, 대화할 일이 많아지면 힘들었어요. 가만히 있으면 좀 덜했던 거 같아요."

앉아 있는 시간이 늘어나면, 머리를 지탱하는 목, 어깨 근육이 뻣뻣하게 뭉치고 굳게 됩니다. 수도호스 위에 단단한 흙을 덮어서 누르면 나오는 수압이 약해지듯이, 뭉친 근육은 흘러야 할 곳의 혈류량을 떨어뜨립니다. 게다가 평소 자세도 매우 좋지 않았고, 뒷목과 귀 주변이 이미 굳어 있는 상태에서 최근 생활이 무리가 되었습니다. 귀까지 연결된 주변 혈류량을 떨어뜨리고 귀와 관련된 증상을 발생합니다.

"이제 원인을 아셨죠? 그러면 이제 무조건 누워서 쉬세요. 환자분 거북목 때문에 베개는 없거나 낮을수록 좋습니다. 오늘부터 2주 동안 앉아 있는 시간을 최대한 줄이세요."

2주간 먹을 혈액순환에 좋은 계지, 어지럼증 감소에 좋은 백출, 근육에 영양분을 공급하고 통증을 완화하는 대추 등 먹기 좋은 순한 한약도 처방해드렸고, 침도 자주 맞으시라고 했습니다.

초반 일주일간은 어지러워서, 한의원까지 나오기가 힘들었습니다. 그렇게 2주가 지난 후, "머리에 꽉 찬 느낌이나 목 아픈 것도 없고 어지러운 것은 많이 좋아졌어요. 이명은 약간 남아 있지만, 좋아지는 느낌이에요"라며 환자분이 밝은 얼굴로 방문하셨습니다.

이제 제법 목소리도 경쾌하고 힘 있게 느껴졌습니다. 저 또한 약속을 지키게 되어 매우 기뻤습니다.

평소에 손발이 차고, 소화도 잘 안 되고, 밥맛은 없어서 많이 먹지 못하고 별로 배고픔도 없는 분이셨습니다. 잠도 많이 자지 않아 혈액순환이 잘 안되고, 체력이 쉬이 고갈될 수 있는 체질이라고 판단했습니다.

"환자분 본인의 체질을 잘 아셔야 해요. 소화 잘되는 음식 잘 드시고, 평소 혈액순환을 위해 많이 움직여주세요. 그러면 앞으로 더 몸도 가볍고 아프지 않게 생활할 수 있을 것입니다."

아픈 병을 치료하는 것도 의사의 역할이지만, 저는 항상 환자분 병의 원인을 알려고 노력하고, 그 원인을 스스로 느끼고 고칠 수 있게끔 도와드리는 게 가장 중요하다고 생각합니다.[44][45][46]

---

44) 안소현, et al. 〈담훈으로 변증된 말초성 현훈 환자 5례에 대한 임상보고〉 동의생리병리학
회지 23.1 (2009): 263-268.
45) 고흥, and 이은. 〈택사탕 (澤瀉湯)으로 회전성 현훈과 보행장애 치험 2례〉 대한한방내과
학회지 21.3 (2000): 511-514.
46) 정달림, and 홍승욱. 〈歸脾湯加味方 복용 후 호전된 양성 돌발성 체위성 현훈 환자 1례〉
한방안이비인후피부과학회지 21.2 (2008): 199-205.

제목	구분	내용
해당 증상에 대해 의심 가능한 질환	양방	메니에르병은 아직 병리기전이 완전히 밝혀지지는 않았지만 내림프 수종, 알레르기, 나트륨 축적, 갑상선 기능 저하증 등에 의해 발생하기도 합니다.
	한방	과로, 수면 부족, 혈액순환 저하와 연관되는 허증과 과식, 야식 등 불규칙한 식사 습관과 연관된 담음, 수분대사장애로 몸의 부종과 동반되는 수독 탓에 어지러움이 잘 발생합니다.
해당 질환의 경중		메니에르병은 어지럼증은 갈수록 빈도가 낮아지지만, 청력 감소는 계속 진행됩니다. 또한 청력 저하와 귀울림이 후유증으로 남을 수 있습니다.
병의 진단 과정	한·양방	메니에르병은 어지럼증 및 청력 감소의 양상과 청력 검사 결과로 진단합니다. 혈액 검사, 전정 기능 검사, 전기 와우도 검사, 뇌파 검사, 뇌 자기공명영상 등을 사용해 진단하기도 합니다.
생활습관 개선으로 증상 완화하는 방법, 예방하는 방법		현기증 발작을 유발하는 주된 요소로는 스트레스, 과로, 불면, 육체적 피로 등이 크게 작용하기 때문에 이러한 유발 원인을 피하는 것이 중요합니다.

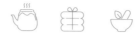

장을 좋게 하려고 먹은
유산균 제품에서 발생한 복통?

- 식품알레르기

환자 한 분이 치료가 잘되면, 온 가족이 제 환자가 되는 경우가 있습니다. 같은 집에 사는 식구는 물론, 지방에 있는 어머니, 아버지를 다 모시고 와서 진료를 받고 가시죠. 아들이 군대 가기 전에 보약을 먹이러 데리고 온 여성분이 계셨는데, 아들이 훈련소에 입소한 후, 편지가 왔는데 이렇더랍니다.

"엄마, 훈련소에서 애들이 다들 감기 걸려 쓰러지는데 나는 멀쩡해. 엄마 지어준 보약 때문인가 봐."

말도 얼마나 예쁘게 하는 아들입니까? 엄마도 당연히 너무 기뻐했습니다. 이 어머니가 하루는 저에게 상담을 요청했습니다.

"선생님, 요새 갑자기 많은 증상이 생겼는데, 병원에서는 증상마다 약이 나와서 약 먹다 배부를 지경인데 낫지도 않아요. 이럴 때 어떻게 해야 하나요?"

"아침부터 위가 따끔거리면서 아프고 부어 있는 느낌이에요. 음식을 많이 먹는 체질은 아니고, 평소에 체하면 음식을 줄이는데 요새는 먹으려면 겁부터 나요."

"음식이 들어가면 속이 더 아파서 샐러드나 죽 위주로 먹는데, 낫낫지를 않아요. 배변 활동이 좋았는데, 최근에는 항상 배가 살살 아프면서 변이 마려운 느낌이 들어요."

"아침에 일어날 때 머리도 아프고, 낮에는 얼굴로 열도 자주 오르고, 가슴도 두근거려요. 그러다 밤에는 두세 차례 깨요. 제때 못 자면 4~5시에 자게 되는데 잠을 못 자면 피로해서 입안에 염증도 크게 나요. 혈액순환이 안되는지 몸과 눈이 붓고 움직이기 싫어지면서 우울해져요."

"지금 무슨 약 드세요?"

"병원 약을 먹다가 현재는 특별한 약은 먹지 않고 있어요. 평소 먹던 여성 호르몬제와 석류즙 포함한 건강식품은 먹고 있어요. 맥주효모는 모발 때문에 먹고 있고, 유산균을 먹으면 변이 좋아져서 ○○○제품 먹어요."

"앗, 환자분 잠시만요."

살아 있는 100억 마리를 보장한다는 프리미엄 유산균 제품 ○○○. 성분을 찬찬히 보니 유당이 포함되어 있습니다. 이분은 평소 우유 먹으면 머리 아프고 유당불내증으로 장이 불편해지는 분인데, 증상이 생기기 전 최근에 바꿨다는 유산균 제품의 성분명을 보니 '이게 원인일 확률이 높지 않을까?' 하는 강한 의구심이 들었습니다.

"혹시 모르니 최근에 산 유산균 잠깐 중지하고, 해당 증상은 제가 치료해드릴게요."

복통, 피로, 부기, 상열감을 치료하고, 염증과 혈액순환 개선을 위해 약을 썼습니다. 그리고 우유에 관련된 음식들을 드시지 않도록 당부드렸습니다.

"우유는 물론 유제품도 금지예요. 빵, 과자, 치즈, 크림, 버터, 요거트 모두 포함되고요. 음식을 구입할 때 유당이 들어간 제품도 피해주세요."

사실 우유는 완전식품으로 알려졌지만, 한국 사람에게는 소화가 어려운 경우가 많습니다. 동양인의 70~80%는 유당을 분해하는 능력이 떨어지는 유당불내증이 대부분이고, 우유 복용 시 설사뿐만 아니라, 장의 알레르기 염증으로 인한 전신 증상들을 일으킬 수 있기 때문에 주의를 요합니다. 게다가 유산균 제품을 포함해 유당도 수많은 음식과 유제품에 들어가 있어서 신경을 쓸 게 많긴 합니다. 다행히 환자분께서 제 말을 잘 들어주셔서 증상은 빠르게 개선되었습니다.

약 복용 후 7일째에 다시 방문한 환자는 이렇게 말했습니다.

"선생님, 요새 너무 좋아요. 복통이 없고 소화도 잘되고, 머리도 안 아파요. 컨디션도 굉장히 좋아졌어요. 그런데 이게 완치되는 병인가요?"

"완치는 어려워요. 증상을 관리하면서 지내야 해요."

안타깝게도 우유를 소화시키지 못하는 분들은 유당을 분해하는 유전자가 생기기 어렵습니다. 열심히 먹다 보면 조금 적응이 될 수는 있지만, 몸 상태에 따라 다시 생기는 경우도 허다합니다. 우유에 의한 알레르기가 한번 생기면 자주 발생하니 이런 분은 생활할 때 컨디션이 안 좋다면 우유와 관련 모든 유제품을 조심해야 합니다. [47][48]

제목	구분	내용
해당 증상에 대해 의심 가능한 질환	양방	식품알레르기의 대부분은 달걀, 우유, 밀, 콩, 땅콩, 갑각류에 의해 나타납니다. 식품알레르기는 입술과 입 주변의 부종, 오심, 구토, 설사, 복통이 나타나며, 콧물, 눈의 가려움을 동반하기도 합니다. 더 심한 경우에는 아나필락시스 반응이 발생하기도 합니다.
해당 질환의 경중		알레르기 중 아나필락시스 반응은 생명을 위협하기도 합니다. 과민 반응 물질에 접촉한 직후부터 흉통, 빈맥, 구토가 나타나거나 호흡 곤란, 저혈압, 의식 소실 등이 나타나 사망하는 경우도 있습니다.
병의 진단 과정	한·양방	특정 식품 섭취 후 증상이 나타나는지 병력과 전문의의 진찰과 함께 피부반응 검사, 특이항체 혈액 검사, 식품 제거 및 유발시험 등의 검사를 종합해 진단합니다.
생활습관 개선으로 증상 완화하는 방법, 예방하는 방법		식품알레르기는 식품의 특정 물질이 알레르겐으로 작용해 면역체계가 과민 반응을 일으킨 상태이므로, 유발 음식을 '회피'하는 것이 가장 중요합니다. 확실한 유발 원인을 알기 위해 검사를 시행하거나, 섭취한 음식과 몸의 반응을 알아두도록 합니다.

47) 이진철, 박상균, and 방정균. 〈大腸正格證과 장누수증후군(Leaky Gut Syndrome)과의 관계 考察〉 대한한의학원전학회지 26.4 (2013): 105-116.
48) 박정현, 김호준, and 이명종. 〈음식물 불내성에 대한 고찰-원인, 진단, 관리의 측면에서 Food Intolerance〉 Journal of Society of Korean Medicine for Obesity Research 8.1 (2008): 01-12.

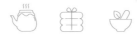

새 학기 배앓이는 꾀병?

- 소아 복통

새 학기가 시작되면 학교 생활에 잘 적응하는 아이도 있지만 스트레스를 받는 아이도 적지 않습니다. 소아과에서는 새 학기가 되면, 소아 복통 환자가 급증한다고 합니다. 전체 환자의 25~35% 정도라니 꽤 많죠.

부모들은 아이들이 배 아프다고 학교에 못 가고 학원을 안 가면 '거짓말하는' 꾀병으로 치부하기 일쑤입니다. 처음에는 걱정스러워하다가 반복되면 꾀병 '배앓이'가 되어버립니다.

그러나 이러한 증상이 1개월 이상 지속되면 많은 부모들이 불안해합니다. 병원에 다녀보기도 하고 여러 가지 민간요법을 이용해보기도 하지만, 치료가 이루어지는 경우는 많지 않습니다. 오히려 장기간 복통으로 부모도, 아이도 지치는 경우가 많고 온 집안이 우울해지기도 합니다.

10세 남자아이가 이런 복통으로 내원했습니다.

"약 1년 정도 전부터 아침마다 기분이 좋지 않고 학교를 빠지거나,

등교해도 복통 때문에 조퇴하는 경우가 많아졌어요."

"머리가 자꾸 아프다고 해서 대학병원 소아과에서 복부 CT, 머리 MRI를 촬영했는데, 기질적 이상은 없어요."

신체적·정신적 발달에도 문제가 없었고, 1년 전까지는 일반적인 아이들처럼 학교에 다니고 있었으며, 외부적인 정신적 스트레스 역시 없었습니다.

"복통 증상은 일주일에 서너 번 나타나고, 수 분에서 1시간 정도 지속되다가 통증이 나아지면 아무 증상이 없어져요. 학교나 일상 생활을 하지 못할 정도의 심한 통증을 느낄 때도 꽤 많아요."

식은땀, 구토, 설사, 미열이 동반될 때는 질환일 가능성도 염두에 두고 검사를 받아야 하지만, 이런 복통은 검사상 이상도 없는 상태였습니다.

만성 반복성 복통의 경우, 아이가 검사상 신체적으로 이상이 없더라도 성장 과정에서 흔하게 나타나는 증상입니다. 아이를 살펴보니 피부도 하얗고 근육이 많이 없이 마른 상태였습니다. 배를 만져보니 차고 긴장이 많이 되어 있었습니다. 몸을 따뜻하게 하고 긴장을 완화하게 하는 한약을 썼습니다. 이 처방을 복용한 뒤 1개월간 증상 발생 횟수가 반으로 줄고, 증상이 있어도 경감되어 결석과 조퇴가 적어졌습니다. 2개월 후 두통과 복통이 한 번도 찾아오지 않았고, 학교 결석과 조퇴가 없어졌습니다.

한의원에 다니기 시작한 초반에는, 학교를 무사히 졸업할 수 있을지 걱정했지만, 이제는 중학교도 잘 가고 친구들과도 잘 어울려서 엄마 마음이 가벼워졌다고 말씀하시더군요.

'아이들이 쓴 한약을 먹을 수 있을까?'라고 걱정하는 경우가 많습니다. 하지만 소아 한약은 아이들도 비교적 무난하게 먹을 수 있습니다. 좀 더 작은 아이의 경우, 주스나 음료에 섞어 복용시키는 방법도 있습니다. 한약을 통해 더 많은 아이가 건강하게 학교에 다닐 수 있었으면 좋겠습니다. [49]

---

49) 한창우. 〈위절제술 후 만성 복통에 대한 한방 치료 증례 보고〉 대한한방내과학회지 제 40.5 (2019).

제목	구분	내용
해당 증상에 대해 의심 가능한 질환	양방	복통은 변비, 소화불량, 식중독, 궤양, 요로감염, 맹장염 등에 의해서 발생할 수 있습니다. 이런 기저질환 없이 발생하는 기능성 복통은 주로 위장관운동 기능의 장애나 과민성에 의한 통증입니다. 두통이나 불안, 우울 증상이 동반되기 쉬우므로 복통과 함께 살펴봅니다.
	한방	배가 차며 아픈 경우 냉증, 스트레스로 심해지는 기체, 음식과 연관성이 강한 담적, 아랫배가 주로 아픈 어혈 등 환자의 복통 상태와 병력, 체질과 연관해 원인을 판단합니다.
해당 질환의 경중		지속적인 체중 감소, 발열, 빈혈, 출혈을 동반한 구토, 혈변, 혈뇨, 복부 팽만 등의 소견이 있을 경우 기저질환을 감별하기 위해 반드시 병원에 내원해 진찰과 검사를 진행해야 합니다. 소화기 문제뿐만 아니라, 비뇨기과, 산부인과 질환도 복통을 유발합니다.
병의 진단 과정	한·양방	병력 확인 및 신체 검사, 혈액 검사 등을 시행합니다. 가임기 여성은 임신 반응 검사를 확인해야 합니다. 필요한 경우, 내시경, 초음파, 전산화단층촬영, 자기공명영상 및 핵의학 검사 등을 시행할 수 있습니다.
생활습관 개선으로 증상 완화하는 방법, 예방하는 방법		기능성 복통이 있다면 스트레스를 줄여야 합니다. 꾀병으로 취급하고 아이를 야단치거나 비난해서는 안 됩니다. 많은 경우 가족 및 대인관

제목	구분	내용
생활습관 개선으로 증상 완화하는 방법, 예방하는 방법		계, 환경 변화 등의 스트레스 요인이 통증의 발생과 악화에 중요하게 작용하기 때문입니다. 복통이 있을 때는 자극적인 음식을 피하고 소화에 도움이 되는 죽이나 부드러운 음식을 주로 섭취해줍니다. 합곡, 태충(엄지발가락과 둘째 발가락 사이의 손가락 두 마디 아래 움푹 들어간 곳)은 소화 기능을 개선하고 복통을 개선시키는 혈자리로, 도움이 됩니다.

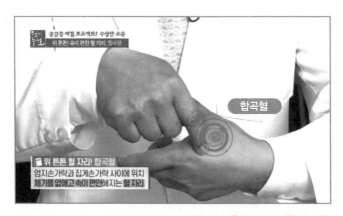

출처 : MBN 〈천기누설〉

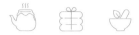

밤에 안 자고 자꾸 우는 아이
- 소아 불면증

어느 날 진료실에 엄마와 아빠가 축 처진 표정으로 어린아이와 함께 들어오셨습니다.

"아기가 이제 생후 15개월 지났는데, 열이 나고 설사가 발생한 후 잠투정도 심하고 밤에 자주 깨서 엄마를 힘들게 해요."

진료실에서도 엄마에게 달라붙어 떨어지지 않았습니다. 엄마는 그런 시기인가 보다 생각했는데, 아이는 갈수록 심해져서 '안아달라며' 계속 울었습니다.

"낮에는 잘 놀고 스트레스도 없어 보여요. 그런데 밤에는 돌연 겁먹은 것처럼 울기 시작하고 몇 시간이고 멈추지 않아요."

소아과에서는 원래 두 돌 전까진 이렇다면서, 무조건 시간이 약이라고 하는데, 엄마, 아빠는 그래도 너무 힘들다고 합니다.

자다가 중간에 깨서 자꾸 보채고, 어디 아픈 것마냥 아기가 진정도 못 하고…. 결론적으로는 그 시간만큼 아이와 가족에게는 심신이 힘들고, 무엇보다 아기의 몸과 마음, 뇌의 성장 발달에도 악영향을 줄 수 있습니다.

아이가 잠을 못 자는 것도 사실 건강의 문제와 연관됩니다. 솔직히 환경의 변화나 기타 스트레스는 자극요인일 뿐이고 건강하고 컨디션이 좋고 면역력이 괜찮으면 잠에도 별 영향을 못 미치지만, 그렇지 못할 때는 소아 야제증도 쉽게 발생하고, 감기와 수족구 같은 전염성 질환도 잘 걸립니다.

아이를 진찰해보니, 근육의 이상 긴장, 비정상적인 신경 소견은 없었고, 울음을 그치면 소통이 어느 정도 가능했습니다. 뇌 관련 병증이라기보다는, 정신적 흥분 상태로 추측되었습니다.

평소 긴장을 잘하고 예민해 잠들기 시작할 때 잠투정이 많고, 겁이 많아서 작은 일에도 크게 놀라거나 울음을 터뜨리는 아이였다고 합니다. 타고난 신체가 약해 긴장을 잘하는 소아는 작은 사건도 신체 기능에 영향을 미쳐 쉽게 긴장하고 그것이 수면장애를 유발하게 됩니다. 이런 아이는 별다른 신체적 병적 원인이 없어도, 유달리 잠투정을 많이 하게 됩니다.

이런 경우, 가장 많이 쓰게 되는 약은 감맥대조탕입니다. 이 약들은 마음을 편안하게 진정시켜줘 아동의 원형 탈모증이나, 학생들의 기침틱이나 과호흡증후군에도 좋은 효과가 있는 처방으로 알려져 있습니다.

며칠은 효과가 없었으나, 10일 지나니 한 번에 안 깨고 자는 시간이 4시간 이상으로 늘어났고, 20일이 지나자 밤 10시부터 이튿날 아침 8시까지 한 번도 눈을 뜨지 않고 잘 수 있게 되었다고 합니다. 아이도,

부모님도 편안한 수면과 함께 평안한 시간이 찾아오게 되어 다행이었습니다.

겁이 많은 아이들은 작은 사건이나 질병도 머릿속에 크게 각인되어 악몽을 꾸거나 잠을 설치게 됩니다. 어두운 걸 무서워하거나 TV 속의 유령이나 귀신을 유달리 무서워하는 경우도 많습니다.

소아의 수면은 성인과 달리 면역 기능, 성장발달과도 많은 연관이 있습니다. 따라서 야제로 인해 나쁜 수면 상태가 지속되면 일차적으로 아이의 성장에 악영향을 미치게 되고, 회복 기능이 떨어져 면역력이 약해지기 때문에 잔병치레가 많아질 수 있습니다. 따라서 소아의 수면장애는 반드시 치료가 필요합니다.[50][51][52][53]

50) Lee, Jin-Yong, Jae-Won Lee, and Deok-Gon Kim. 〈소아야제(小兒夜啼)의 원인(原因)에 따른 치료(治療)의 고찰(考察)〉 The Journal of Pediatrics of Korean Medicine 3.1 (1989): 41–45.

51) 한주희, 김덕곤, and 이진용. 〈야제(夜啼) 발생에 영향을 주는 요인에 대한 설문 연구〉 대한한방소아과학회지 27.1 (2013): 26–35.

52) 이유찬, and 김보경. 〈감맥대조탕 복합추출물의 만성스트레스 유발 생쥐의 항우울 작용에 관한 실험연구〉 동의신경정신과학회지 29.1 (2018): 57–68.

53) 홍영욱, et al. 〈이선탕(二仙湯), 감맥대조탕(甘麥大棗湯), 산조인탕이(酸棗仁湯) Serotonine, Melatonine 의 변화와 백서의 행동양태에 미치는 영향에 관한 연구〉 대한한방부인과학회지 12.1 (1999): 209–437.

제목	구분	내용
해당 증상에 대해 의심 가능한 질환	양방	소아 불면은 성장 과정에서 자연스럽게 해결되는 경우가 대부분입니다. 하지만 과도하게 오래 지속되거나 질병이 의심된다면 소아 불면이 심리적으로 문제가 있는지, 기저질환에 의한 증상인지 찾습니다. 분리 불안, 야간 공포, 폐쇄성 수면무호흡증, 발달장애, 천식, 간질 등이 원인이 될 수 있습니다.
	한방	한방에서는 예민한 아이들이 잘 놀라고, 무서워하고, 긴장해 수면에 방해가 되는 경우가 있는지 확인합니다. 또는 땀이 나거나 얼굴과 몸에 열감이 동반되는 아이들은 열이 많아서 불면을 유발한다고 봅니다.
해당 질환의 경중		소아 불면증은 성장과 학습, 감정에 큰 악영향을 미칠 수 있습니다. 입면의 어려움에 대한 스트레스, 수면 유지의 어려움, 충분한 수면 후 계속되는 피로감이 문제가 됩니다. 불면증이 지속되면 짜증, 산만함, 공격성, 기억력 문제, 주의력 저하, 성장 저해 등의 문제가 동반될 수 있습니다.
병의 진단 과정	한·양방	기저질환의 경우, 질병의 원인을 찾기 위해 각각의 진단 검사를 시행합니다. 수면의 질과 구조, 효율 등을 측정하기 위해 수면다원 검사를 활용할 수 있습니다.
생활습관 개선으로 증상 완화하는 방법, 예방하는 방법		자기 전에는 차분하고, 조용한 활동을 하도록 하며, 뇌를 각성시키는 활동을 제한합니다. 게

제목	구분	내용
생활습관 개선으로 증상 완화하는 방법, 예방하는 방법		임이나 휴대폰, TV 시청보다 스트레칭, 가벼운 독서를 해주면 좋습니다. 그리고 주말, 주중 관계없이 취침 시간과 기상 시간을 일정하게 해서 수면 리듬을 유지하는 것이 불면을 예방하는 방법입니다. 녹차 아이스크림이나 초콜릿은 카페인이 들어 있어 제한이 필요하고, 자기 전 마사지나 스트레칭을 통해 몸을 이완시켜주는 것도 도움이 됩니다.

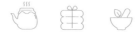

머리가 아파서 MRI를 찍었는데 이상이 없다는데, 약은 듣지를 않네요

- 긴장성 두통

한의원에 오는 두통 환자들에게는 비슷한 공통점이 있습니다. 잘 들던 진통제가 이제는 듣지 않는다는 것입니다. 머리가 아파 사람 만나는 것이 싫고, 대화하기도 귀찮고, 금방이라도 폭발할 것 같은 짜증 상태인 경우도 많습니다. 얼굴이 어둡고 잔뜩 굳어 있어 불만이 많아 보입니다. 그리고 많이 자도 항상 피곤해합니다. 대개 과도한 스트레스와 자세 불량에 의한 목 근육 긴장이 긴장성 두통의 원인이 되는데, 비율로 볼 때 긴장성 두통이 훨씬 많습니다.

긴장성 두통은 머리 자체가 두통의 발생 원인이 아니기에 두통 부위를 자극해봐야 소용없고 진통제를 먹어도 그때뿐입니다. 목 주위 근육을 손으로 주무르고 베개를 바꿔봐도, 목의 통증과 두통이 여전히 가시지 않는 경우가 있습니다.

한의원 치료는 만성경추통, 무슨 방법으로도 낫지 않아 거의 체념하다시피 한 고질적인 만성두통, 자고 일어났을 때 심한 통증과 함께 목이 돌아가지 않는 증상 등에 큰 효과가 있습니다.

72세의 여성이 두통을 호소하며 한의원을 방문했습니다.

"5년 전, 갑자기 두통이 있어 두부 MRI, MRA를 시행했고, 뇌동맥류 진단이 나왔어요."

당장 수술이 필요하지는 않아서 가족들과 상담 후, 경과 관찰을 하게 되었습니다. 하지만 두통이 있을 때마다 이 동맥류는 매우 불안을 일으키는 존재가 되었습니다. 왜냐하면 두통이 뇌출혈 등 혈관 문제로 발생했다면 바로 응급수술을 해야 하는 긴박한 상황이기 때문이었습니다. 이런 일촉즉발의 위기감을 가지고 살 수밖에 없기에 불안감은 클 수밖에 없었습니다. 사실 이분은 지난 30년 동안 두통을 가지고 있었다고 합니다.

"궂은날이나 비 오기 전날 등이 되면 특히 머리가 무거워져요. 동맥류가 발견된 이후 지주막하 출혈이 걱정되어 두통이 생기면 종종 응급 진료를 받고 있어요."

두통이 있을 때마다 진통제를 먹긴 했지만, 예전에도 위궤양으로 고생한 적도 있을 정도로 위가 약했습니다. 진통제를 복용하면 위가 아프다고 호소하고, 효과도 점차 떨어져갔습니다. 근이완제나 안정제 등도 복용해봤지만 어지럽기만 할 뿐, 약을 복용해도 개선되지 않는다고 합니다.

환자분은 키 148cm, 체중 42kg으로 키가 작고 마른 편이었습니다. 얼굴이 하얗고, 손발이 차고 몸의 혈액순환이 많이 떨어지는 상태였습니다. 평소 걱정이 많은 성격에 등도 굽고 구부정한 자세가 특징이었습니다. 책을 좋아해서 독서를 하다 보면 어깨 결림이 쉽게 온다는 점에서 목과 어깨 근육에서 오는 긴장성 두통의 양상도 보이고, 동맥류 발견에 따른 불안도 있을 것으로 생각되었습니다.

오령산 한약을 1일 3회로 나누어 사용해봤습니다. 그 결과, 지금까지 한 달에 1, 2회 응급 진료받던 것이 4일째부터 두통이 개선되었고 10일째부터 30년간 지속되는 만성 두통이 거짓말처럼 완전히 가라앉아, 이제는 응급실을 가지 않아도 된다고 했습니다.[54)55)56)57)]

---

54) 김지수, 노재규, and 안윤옥. 〈국내 긴장형 두통의 역학 및 임상특성 연구〉 대한신경과학회지 15.3 (1997): 615-23.

55) 윤용재, et al. 〈당귀수산과 침으로 호전된 긴장형 두통 환자 치험 1례〉 대한한의학방제학회지 21.1 (2013): 206-212.

56) 김성기, et al. 〈소양인(少陽人) 긴장형 두통(頭痛)에 감수말(甘遂末)을 사용한 치험(治驗) 3례〉 사상체질의학회지 23.4 (2011): 541-547.

57) 윤용재, et al. 〈긴장형 두통에 대한 한방 치료 1례〉 The Journal of Internal Korean Medicine 239 (2014): 239-242.

제목	구분	내용
해당 증상에 대해 의심 가능한 질환	양방	뇌종양, 뇌혈관질환, 뇌염, 뇌막염 등과 같은 뇌 질환이 두통의 원인이 되기도 합니다. 가장 흔한 것은 정신적 스트레스를 많이 받는 경우인 긴장성 두통입니다.
	한방	긴장성 두통은 과도한 스트레스와 자세 불량에 의한 목 근육 긴장이 원인이 됩니다. 기울, 담음 여부를 확인하고 자세에 따른 목 근육 긴장도 증가가 연관되는지 확인합니다.
해당 질환의 경중		뇌막염과 뇌염은 발열, 구토 등의 증상이 동반되면서 두통이 지속되는 경향이 있습니다. 뇌종양은 두통 이외에 구토 등의 증세가 나타나기도 합니다. 구토 등의 증상이 동반되는 경우에는 뇌 안에 신경학적인 문제가 있을 가능성이 크므로 병원을 방문해야 합니다.
병의 진단 과정	한·양방	조금이라도 뇌질환이 의심되면 CT나 MRI 등의 적절한 검사를 받는 것이 필수적입니다. 이외에 뇌막염, 지주막하출혈 등을 진단하기 위해서 뇌척수액 검사, 뇌혈관 검사를 시행합니다.
생활습관 개선으로 증상 완화하는 방법, 예방하는 방법		목 어깨 긴장을 유발하기 쉬운 구부정한 자세를 피하도록 합니다. 컴퓨터 작업 중간에 자주 휴식을 하고 바른 자세를 위한 스트레칭을 자주 해주세요. 충분하고 깊은 수면을 위해 자기 전, 명상을 하는 것은 피로와 스트레스 완화에

제목	구분	내용
생활습관 개선으로 증상 완화하는 방법, 예방하는 방법		도 좋습니다. 통증이 있을 때는 바로 누운 상태에서 목 주변 온찜, 풍지혈(목뒤의 중앙에서 양쪽으로 조금 떨어져 있는 오목한 부위) 마사지, 적절한 경추 및 상체 운동을 해주면 혈액순환이 되고 근육이 이완되면 통증을 덜 수 있습니다.

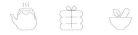

무릎이 쑤시는 것을 보니 비가 오려나 보다
- 계절성 관절통

"애야, 빨래 걷어라! 무릎이 쑤시는 것을 보니 비가 오려나 보다."

한의원을 하다 보면 잘 이해가 되는 말입니다. 한의원을 찾는 환자분들은 날씨가 흐려서, 비가 올 것 같아서, 추워져서 멀쩡한 근육과 관절이 아프게 되는 경우가 많기 때문입니다.

실제로 관절염 환자들과 대화를 하다 보면 흔히 듣는 말 중 하나가 "날이 궂으면 더 아픕니다" 또는 "비가 오면 더 쑤시는 거 같아요"라는 말입니다.

할머니들은 무릎이 쑤시는 것을 느끼고, 허리가 뻐근해집니다. 발목인대 수술을 한 젊은 환자분들이나 손목 골절을 겪었던 분들도 다쳤던 부위가 쿡쿡 아파온다고 합니다.

어느 조사에 의하면, 관절염 환자의 70%가 날씨의 영향을 받고 있다고 합니다. 과거에는 이에 대한 과학적인 입증이 100% 이루어지지는 않았습니다. 그러나 현대 통계기법의 발달과 날씨 데이터의 세분화로 이러한 현상이 통계로 검증되고 있습니다. 최근 연구에 의하면, 주위 온도가 낮아지거나 주위 대기압이 변화하면 통증이 증가할 수 있다고 합니다. 또한 대기의 습도가 증가하는 상황에서도 통증을 쉽게 느낄 수 있습니다.

기압이 떨어지고 찬 바람이 불면 평소 음압을 유지하고 있던 관절 내 압력이 상대적으로 증가하면서 관절 공간의 압력이 높아집니다. 이때 관절 속 윤활액 등의 물질이 증가하고 염증이 있는 부위에 부종이 심해지면서 평소보다 심한 통증을 느낍니다. 그리고 낮아진 기온으로 인해 염증 물질이 순환되지 않고 관절 내에 쌓여 있게 되면서 통증이 쉽게 해결되지 않게 됩니다.

초여름의 어느 날, 40대 젊은 여성이 절뚝거리며 내원했습니다.

"3년 정도 전부터 여름이 되면 팔꿈치와 무릎이 아파요. 그러다가 점점 심해져 올해는 여기저기 안 아픈 데가 없어요. 특히 장마철에는 비 오기 전부터 아프기 시작해서 참기 힘들 정도까지 심해져요."

관절염으로 진단받고, 진통제를 복용하면 통증이 잠시 경감되지만, 효과는 잠시뿐 부작용으로 복통이 생겨서 복용할 수 없다고 했습니다. 먹으면 먹을수록 심해지는 복통과 설사를 반복하고 있었습니다.

환자분은 얼굴도 하얗고 혈액순환이 무척 안 되는 분이었습니다. 근력이 원래 연약하며, 잘 피로하고, 배가 찬 경향이 있었습니다. 그리고 어지러움, 빈혈, 권태감, 복통, 월경통이 잘 생기고 수족냉증도 있다고 했습니다.

이 환자에게는 몸을 따뜻하게 하고, 혈액순환에 도움이 되는 한약을 주었습니다. 초진을 볼 때 찡그린 표정이었지만, 치료할 때마다 조금씩 미소를 띠게 되었습니다. 일주일 후 관절통뿐만 아니라 냉증, 설사도 좋아졌다고 합니다. 그 후, 한 달이 지나서는 월경통도 이제 힘들지 않다고 하며 기뻐했습니다. 양방에서 처방한 진통제 부작용 때문에 병원 치료를 적용하기 어려운 상황에서 한의학을 적용할 수 있는 케이스가 있다는 것을 실감했습니다. [58][59][60][61]

---

58) Kim, Sung Chul, et al. 〈근거중심의학에 근거한 퇴행성 슬관절염에 관한 침 치료 임상선행연구〉 Journal of Korean Acupuncture & Moxibustion Society 23.1 (2006): 187–215.

59) Choi, Do Young, et al. 〈류마티스 관절염에 대한 한약의 면역학적 연구동향〉 Journal of Korean Acupuncture & Moxibustion Society 21.4 (2004): 177–196.

60) 김미연, and 정민정. 〈소아 특발성 관절염의 한약 치료에 대한 문헌 고찰〉 대한한방소아과학회지 32.4 (2018): 24–41.

61) '생활 속 질병통계 100선'. 2018년 3월. 건강보험심사평가원 의료정보융합실 의료정보관리부

제목	구분	내용
해당 증상에 대해 의심 가능한 질환	양방	대부분의 무릎관절통은 나이가 들면서 오랫동안 약한 연골을 반복적으로 무리하게 사용하거나 심한 운동으로 관절에 무리가 오는 퇴행성 관절염이 많습니다. 연골이 닳거나 찢어지고, 주변 조직이 손상되어 부종과 염증을 동반한 통증입니다. 류머티즘 관절염은 자가면역반응에 의한 염증으로 증상이 전신 관절에 동시에 나타나고, 비교적 젊은 나이에 발생하는 특징이 있습니다.
	한방	무릎관절통이 있는 경우, 무릎관절 주위의 부종, 통증 외에 허리와 고관절의 상태, 하지 근육의 불균형과 긴장을 확인해 무릎 병리의 원인을 찾습니다. 어혈도 무릎관절과 연관되어 혈액 흐름이나 염증 회복을 방해하는 요인이 될 수 있습니다.
해당 질환의 경중		무릎관절염의 경우, 계단을 오르내리기가 힘들어지고 다리가 둥글게 휘게 되며 쉬면 통증이 완화되지만 움직일수록 심해집니다. 무릎관절에 관절액이 많아져 무릎이 부어올라 모양이 변하기도 합니다.
병의 진단 과정	한·양방	X-Ray, MRI 촬영은 골관절염의 유무와 관절 조직 상태를 판정하는 데 도움을 줍니다. 혈액 검사와 관절액을 뽑아 검사하는 경우도 있는데 이것은 자가 면역적인 원인에 의한 관절염의 여부를 확인하기 위해 시행할 수 있습니다.

제목	구분	내용
생활습관 개선으로 증상 완화하는 방법, 예방하는 방법		우선 지속적인 운동이 가장 중요합니다. 관절을 자주 움직여주면 열이 발생하게 되고, 낮은 온도로 인해 차가워진 관절을 덥혀줄 수 있습니다. 또한, 관절을 움직여주면 관절 내의 압력이 적절하게 유지되고 수축된 근육도 이완시켜줘 이로 인한 통증도 예방해줍니다. 그러나 잘못된 운동 방법은 통증을 악화시키므로 반드시 약한 강도에서 서서히 증가하도록 하고 통증이 없는 범위 내에서 시행합니다. 운동으로는 수영이나 가볍게 걷기, 관절 스트레칭, 약한 강도의 실내자전거 타기를 추천합니다. 또한 관절에 무리가 가지 않도록 정상 체중을 유지하도록 합니다. 무릎을 꿇거나 쪼그려 앉는 등의 좋지 않은 자세는 가능한 한 피하고, 관절을 보호하는 생활습관을 기르는 것이 좋습니다.

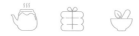

찬 데서 자면 입이 돌아간다고?

- 안면마비

제 동생도 안면마비에 걸린 적이 있었습니다. 안면마비는 얼굴 근육을 움직이는 안면 신경 기능에 문제가 생겨 얼굴에 마비가 발생하는 것을 말합니다. 업무상 과로와 스트레스에 시달리던 동생(당시 30세)은 세수하다 거울을 본 후, 깜짝 놀랐습니다.

"형, 눈도 안 감기고 입 한쪽이 삐뚤어졌네. 어떡하지?"

"아이고, 안면마비 같은데. 하필 오늘 일요일이니까, 응급실 가는 게 좋겠다."

동생은 응급실에서 검사를 받은 후 벨마비(말초신경마비)로 진단받고 약도 처방받았습니다. 한의사인 제가 따로 한약을 처방해주며 시간이 날 때마다 가까운 곳에서 침 치료도 받게 했습니다. 다행히 빠른 한·양방 협진 치료 덕분에 현재는 안면마비가 왔었는지 분간할 수 없을 만큼 깨끗하게 좋아졌습니다.

안면마비 초기에는 얼굴 감각이 둔해지면서 눈이 잘 감기지 않으면서 눈물이 납니다. 입이 비뚤어져 물을 마실 때 마비된 쪽으로 물이 새어 나옵니다. 표정이 부자연스러워지고 발음도 어눌해집니다. 이로 인해 대인기피증이나 우울증을 호소하는 사람도 적지 않습니다. 자신의 일그러진 얼굴에 무척 힘들어하면서 하루라도 빨리 병에서 회복되길 바랍니다.

말초신경 안면마비는 초기 치료가 매우 중요한 질환입니다. 안면마비는 치료가 늦을수록 후유증이 심해지고 치료가 오래 걸리기 때문입니다. 일반적으로 발병 후 3일 이내에 치료를 시작해, 3개월 이내에 완치하는 것이 바람직합니다. 발병 초기에는 최대한 빨리 검사를 해서 적확한 진단을 받고, 말초신경마비라면 스테로이드와 항바이러스제 등을 처방받아 복용해야 합니다. 동시에 한·양방 복합 치료가 회복 속도와 완치율을 높입니다.[62] 침 치료로 마비된 근육 회복을 촉진하고, 한약으로 신경 염증의 제거와 면역력을 높여 치료 기간을 단축할 수 있습니다.[63][64]

---

62) 강동경희대병원 안면마비센터에서 한·양방 협진 치료를 받은 환자 997명의 회복 양상을 분석한 결과, 전체 환자의 98.1%가 양호한 예후에 해당하는 2단계까지 회복됐다. 완치에 해당하는 1단계까지 회복한 비율도 83.3%로 높다. 강동경희대한방병원 안면마비센터 남상수 교수는 "해외 유수의 연구에서 제시하는 67~71% 회복률과 비교해 매우 높은 수치"라고 말했다.

제목	구분	내용
해당 증상에 대해 의심 가능한 질환	양방	안면마비는 뇌졸중이나 뇌종양 같은 뇌신경질환으로 인해 발생하는 중추신경이 원인이 되는 경우, 말초신경 자체적으로 문제가 발생하는 말초신경마비가 있습니다. 말초신경마비는 대표적으로 대상포진 바이러스에 의해 발생하는 램지헌트증후군과 특별한 원인불명의 안면마비인 벨마비가 있습니다.
	한방	안면마비의 원인에 대해서는 여러 가지 논란이 있습니다. 임상적으로 보면 대개 몸이 피로하거나, 스트레스를 받거나, 신경을 쓴 후, 또는 찬 바람을 쐰 후 안면마비가 발생해 내원하는 환자들이 많습니다. 동맥의 부종 등으로 인한 신경의 압박, 추위로 인한 면역학적 염증, 정신적 충격이나 감정적 불안 등이 원인이 될 수 있습니다.

62) 이 같은 안면신경마비에 대한 한약 치료 효과를 담은 연구논문이 대구한의대학교 한방내과 신현철 교수팀에 의해 최근 SCI급 국제전문학술지(Integrative Medicine Research)에 게재됐다. 신 교수팀은 현재까지 침 치료에 비해 한약 치료 효과에 대한 연구 데이터가 부족했던 특발성 안면신경마비와 관련, 2004년부터 2019년까지 15년간 대구한의대 부속 포항 한방병원에 내원한 환자 856례를 대상으로 안면신경마비의 초기 회복 속도를 분석한 결과, 한약·침 복합 치료군에서는 93.2%가 3주 이내에 회복이 시작된 반면, 침 단독 치료군에서는 83.0%가 회복됐다. 또한 초기 회복까지의 소요 기간은 한약·침 복합 치료군은 평균 12.36일이었는데, 침 단독 치료군은 평균 16.43일이 소요되어 한약·침 복합 치료군의 회복이 하루에서 일주일가량 빨랐다. 이와 관련해 신 교수는 "안면신경마비의 치료 경과에서는 초기 회복 속도가 임상적으로 매우 중요한데, 기존에 알려진 침 치료 효과에 더해 한약 치료가 회복 속도를 더욱 촉진한 것으로 보인다"라고 밝혔다.

제목	구분	내용
해당 질환의 경중		예후가 좋은 안면마비는 2개월 이내에 완치할 수 있지만, 예후가 불량한 안면마비는 수개월에서 수년 이상까지 후유증을 남길 수 있습니다.
병의 진단 과정	한·양방	얼굴의 움직임을 자세히 진찰하는 것이 진단에 중요합니다. 마비의 정도를 판단하기 위해 추가로 신경전도 검사나 근전도 검사를 받기도 합니다. 뇌병변이 의심되는 경우, CT나 MRI와 같은 검사를 받기도 합니다. 이러한 과정을 거쳤는데도 안면마비의 다른 특별한 원인이 발견되지 않는다면 벨마비로 진단할 수 있습니다.
생활습관 개선으로 증상 완화하는 방법, 예방하는 방법		안면마비 예방을 위해서 지나친 스트레스와 정신적 긴장을 피하고, 적당한 운동, 충분한 영양과 수면 등 올바른 생활습관을 유지합니다. 또한 찬 바람을 피하며, 특히 여름철 지나친 냉방에 주의합니다. 만약 안면마비가 발생했다면, 충분한 휴식이 우선입니다. 후유증에 대한 지나친 걱정과 우울감은 회복에 좋지 않고, 적극적인 치료를 받으며 안면부의 온열마사지, 지압, 자가 안면운동 등을 통해 혈액순환과 신경회복을 촉진하도록 합니다.

63) 조희진, et al. 〈한방병원 침구과로 협진의뢰된 한양방 협진 환자 1,549명에 대한 후향적 분석〉 대한침구의학회지 제 33.4 (2016): 109–119.
64) Dong–Eun Jin, Soo–Young Jang, Yu–Sun Jung, Gyu–Ho Choi, and Hyeon–Cheol Shin. 〈Herbal medicine for treating Bell's palsy: A retrospective chart review.Integr Med Res〉 2020 Dec; 9(4): 100418.

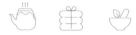

여성의 생리와 스트레스, 비만과의 상관관계
- 무월경

20대 중반 여성이 병원을 찾은 이유는 무(無)월경이 1년 반 이상 지속되었기 때문입니다. 산부인과에서 검사해보니 난임의 원인이 되는 다낭성난소증후군도 발견되었다고 합니다. 호르몬제를 처방받아 먹으면 생리를 하지만, 생리통은 그때마다 무척 심했습니다. 그러다 약을 안 먹으면 생리가 끊기는 일이 반복되었습니다.

"생리통이 있을 때는 배가 당기고 쥐어짜는 것처럼 아파 엎드려서 일어나지 못할 정도인데, 직장에서 제대로 알아주는 사람도 없어서 힘들어요. 회사 다니는 게 너무 스트레스예요. 사람 상대하는 게 가장 힘든 것 같아요."

소심한 성격의 환자분은 예민하고, 화가 나도 표현하지 못하면서 몸이 점점 나빠졌습니다. 아프지만 아프다고 말도 못 하는 스트레스에 더해 생리통 폭풍이 지나고 나면, 밀려오는 속상함과 원망스러움의 스트레스가 더해졌습니다.

"최근에는 일이 힘들어 집에 오면 녹초가 되어 운동을 잘 못 했어요. 스트레스를 풀려고 맛있는 음식을 찾게 되었는데, 단것을 많이 먹은 것 같아요."

20대 중반 여성분은 43kg이던 몸무게가 현재 54kg이 되었다고 합니다. 체중이 증가하면서 무월경이 본격적으로 시작된 것입니다. 비만은 불규칙한 생리주기와 관련이 있습니다. 지방세포는 생리호르몬 분비 조절에 영향을 줍니다. 체내에 지방이 과잉축적되면 복부, 자궁 등 관련기관에 혈액순환장애를 야기합니다.

"내년쯤 남자친구와 결혼도 앞두고 있는데, 무월경에 난임이라니…. 걱정이 이만저만이 아니에요."

진찰해보니 스트레스와 불규칙한 식습관 때문에 항상 소화가 안 되고 속이 더부룩하고 불편했습니다. 아침마다 손발이 너무 부어 있고, 배 속에 가스가 가득하고, 커피를 마시면 속쓰림도 있었습니다. 이 경우, 환자가 호소하는 주증상은 무월경이었지만, 실상은 스트레스와 과식으로 인한 순환 기능의 문제로 인해 자궁까지 제 기능을 못 하고 있었던 것입니다.

일단은 식습관을 교정하고, 하루에 40~50분 햇볕을 쐬면서 산책을 하라고 했습니다. 처방은 비위 기능을 개선하고 자궁을 압박하는 복부 지방과 몸에 퍼져 있는 부기를 빼주는 처방을 했습니다. 차차 소화기와 부종이 개선되어갔습니다. 두 달 정도 되니 54kg이 되었던 몸무게가 50kg까지 줄었습니다. 그때 기다렸다는 듯이 생리가 다시 시작했습니다.

한의학의 강점은 바로 이런 데 있는 것 같습니다. 특정 증상만 보는 게 아니라 몸 전체의 균형을 보는 것입니다. 모든 장부(臟腑)가 유기적으로 연결되어 있기 때문에 근본적인 원인을 찾아 바로잡아주면 그에 따른 파생 증상들도 저절로 좋아지게 되는 것입니다. 생리통이 있을 때 반복적인 진통제는 절대 치료제가 될 수 없습니다. 근본을 치료해서 삶의 질을 올려주시길 바랍니다.[65)66)]

65) 조정훈. 〈원발성 생리통에 대한 계지복령환(桂枝茯笭丸) 단독 치료와 침(鍼) 치료 병행 차이 연구〉 대한한방부인과학회지 20.1 (2007): 161–168.
66) 최가야, et al. 〈桂枝茯笭丸의 생리통 환자에 대한 임상 효과〉 대한한방부인과학회지 17.1 (2004): 178–186.

제목	구분	내용
해당 증상에 대해 의심 가능한 질환	양방	무월경의 원인으로 시상하부나 뇌하수체의 이상, 내분비 기능 장애, 갑상선 기능 이상 등 호르몬 조절 문제가 있습니다. 또한 다낭성난소증후군, 과도한 다이어트, 심한 운동, 스트레스, 비만에 의한 경우도 무월경을 유발합니다.
	한방	한방에서는 기운이 울체(기울)되면서 전신 혈액 흐름과 함께 자궁 내 순환이 정체되는 경우와 자궁 내에 정체된 어혈 때문에 생기는 무월경을 구분해서 진단합니다.
해당 질환의 경중		월경을 오랫동안 하지 않는 경우, 자궁 내막에 병적인 변화가 초래되어 자궁 내막의 상태가 지나치게 두터워지는 자궁 내막 증식증이나, 또는 자궁 폴립 등이 함께 발생할 가능성이 있습니다. 따라서 정확한 검사와 진단을 받고 치료를 해서 월경을 정상적으로 할 수 있도록 해야 합니다.
병의 진단 과정	한·양방	양방에서는 혈액 검사, 초음파 검사, 복강경 검사 등을 시행할 수 있습니다. 한방에서는 어혈 여부를 판단하기 위해 아랫배를 눌러봐서 적체를 판단하는 '복진'이 필수적입니다.
생활습관 개선으로 증상 완화하는 방법, 예방하는 방법		과격한 운동이나 업무, 다이어트 등을 피하고 적절한 운동과 균형 잡힌 식생활로 건강한 생활패턴을 유지해나가는 것이 중요합니다. 그리고 과체중인 경우는 정상 범위까지 체중을 조절하는 것이 좋습니다.

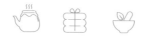

발목에 구멍이 뻥
- 낫지 않는 상처

어느 날 한 할아버지가 울 것 같은 표정으로 양말을 벗으며 동전만 한 구멍이 뚫린 상처를 보여줍니다.

"내가 이것 때문에 너무 고생하고 있는데, 여기에서는 방법이 있습니까?"

할아버지는 동네 피부과를 세 군데나 돌았지만, 낫지 않아 유명한 종합병원까지 가서 각종 검사를 했다고 합니다. 하지만 별다른 진단을 받지 못했다고 했습니다.

"세 달 동안 소독하고 항생제를 먹고 연고도 바르고 했지만, 상처는 전혀 낫지도 않고 쓰라리기만 합니다. 항생제를 많이 먹으니 이제 속도 쓰리고 너무 힘듭니다. 종합병원에서도 이제 더 해줄 것이 없다고 하는데, 도대체 어떻게 해야 합니까? 아는 사람이 피부병을 여기서 고쳤다고 해서 혹시나 하는 마음에 와봤습니다."

"아, 그러셨어요? 굉장히 답답하셨겠네요. 제가 한번 보겠습니다."

저는 일단 환자분의 호소에 공감하면서 환부를 관찰했습니다. 환부의 상처도 상처지만, 발목 주변의 피부가 나무껍질같이 건조하고 윤기가 하나도 없이 퍼석퍼석한 상태였습니다. 발목 복숭아뼈 쪽에는 종기가 터지면서 생긴 10원짜리 동전만 한 크기의 뻥 뚫린 상처가 있었는데 고목에 옹이가 패인 것처럼 꽤 상처가 깊어서 속살이 노출되어 있었습니다. 진물이 나거나 붓거나 하지는 않았지만 참 쓰라리고 불편하셨겠다 싶었습니다.

"아이고, 이거 굉장히 쓰라리셨겠어요."

"신발을 신으면 거기가 딱 스치는데 따갑고 쓰라려서 절뚝절뚝 걷게 되고, 참 죽겠습니다."

본인은 아주 불편한데 병원에서는 대수롭지 않게 이야기하니 억울했던 마음을 이제야 내보이시며 제발 좀 고쳐달라고 사정을 하십니다.

피부과에서는 아마도 환부만 관찰하고 처방을 해주셨을 거라 생각됩니다. 그래서 항생제 말고는 더 이상 해줄 치료가 없다고 했을 거고요. 하지만 한의사는 환자의 전신적인 상태를 진찰해서 처방을 내리게 됩니다.

"아버님, 상처 부위는 잘 관찰했고, 제가 몸 상태를 한번 살펴보겠습니다."

저는 혹시 당뇨가 있는지 확인한 뒤, 맥을 짚고 복부를 진찰하고 소화 기능이나 대변, 소변 등 여러 가지를 물었습니다. 고목을 연상시키는 굉장히 깡마르고 허약한 환자분이셨는데, 식욕도 없고 맥도 잘 잡히지 않을 정도였습니다. '틀림없이 이것이 원인이구나' 싶었습니다. 기력이 극도로 떨어져서 하지 쪽으로 혈액순환이 적어지면서 상처가 낫지 않는 것입니다.

"아버님 몸이 너무 약해져서 상처를 회복할 힘이 하나도 없으신 거예요. 제가 처방해드린 약을 드시면 기력도 좋아지고 다리 상처도 많이 아물 수 있습니다."

체력을 전체적으로 보해주면서 다리 쪽으로 혈액순환을 도와주는 처방을 해드렸고, 보름이 지나기 전에 상처 부위는 많이 아물었습니다. 완전히 메워지지는 않았지만 쓰라리고 따가웠던 깊은 상처 부위는 아물어서 미용상의 불편감 외에 일상생활에 지장 없이 회복되었습니다. 저는 사실 한약을 조금 더 써보면서 상처가 메워지기를 바랐는데 환자분은 "이 정도면 아무 지장 없어요. 쓰라리지 않고 안 아프고 이제 살 것 같습니다. 신발을 신어도 괜찮고 걸을 때도 절뚝거리지 않아요. 너무 고맙습니다. 한약으로 이런 게 되는지도 모르고, 그간 너무 고생했네요. 독한 약만 계속 먹었으면, 속도 더 버리고 힘들었을 텐데, 이제라도 나아서 다행입니다"라고 했습니다.

울 것 같은 표정으로 왔던 환자가 웃음을 띠며 가시니 저도 아주 뿌듯했던 기억이 납니다. 이렇게 겉으로 보이는 환부는 같아도 전신의 몸 상태에 따라 치료는 전혀 달라질 수 있는 것이 한방 치료의 매력이고, 훌륭한 점이라고 생각됩니다. [67][68][69]

---

67) 양창섭, et al. 〈脊髓損傷 이후 발생한 褥瘡환자 치험 1례〉 The Journal of Internal Korean Medicine 229 (2008): 234.

68) 한동오, et al. 〈흰쥐의 외과적 창상에 대한 黃耆 추출액의 치료 효과〉 동의생리병리학회지 19.1 (2005): 92-97.

69) 성은진, et al. 〈去腐生肌에 대한 考察.〉 한방안이비인후피부과학회지 22.3 (2009): 122-131.

제목	구분	내용
해당 증상에 대해 의심 가능한 질환	양방	• 당뇨병 족부병변 - 당뇨 환자는 혈당수치가 높으면 피가 빨리 응고되지 않기 때문에 상처 부위에 염증을 유발하고 더딘 회복 속도를 보입니다. 세균 감염으로 인한 봉와직염, 궤양, 괴저 등으로 이어질 수 있기 때문에 엄격한 혈당 조절 및 외과적 시술이 필요한 경우가 있습니다. • 버거씨병(폐쇄혈전혈관염) - 상하지 말단의 직경이 작은 동맥에 염증이 생겨 통증, 궤양, 괴사까지 나타날 수 있는 질환입니다. 흡연과 연관이 있다고 알려져 있습니다.
	한방	한방에서는 급성 화농증을 치료할 때 '발열 등 전신 증상이 동반되는 초기', '국소부위 염증이 주가 되는 화농기', '창구가 터지면서 농이 배출되고 아무는 회복기'로 나누어 처방합니다. 만성적으로 반복되는 화농증의 경우 크게 '실증', '허증', '어혈증'으로 나누어볼 수 있습니다. '실증'의 경우, 체격이 좋고 염증의 진행 경과가 빠른 편입니다. 환부도 같은 부위에 반복되기보다는 여러 군데에 다발적으로 생기는 경우가 많습니다. '허증'은 체력이 약하고 마른 편이며, 농이 생기고 터지고 아물고 하는 전반적인 염증의 진행 속도가 아주 느린 편입니다. 같은 부위에 반복적으로 염증이 생기는 경향이 있습니다. '어혈증'은 환부의 색이 암자색이고 비정상적인 출혈이나 변비 등 전신적인 어혈 반응이 함께 나타나는 경우가 많습니다.

제목	구분	내용
해당 질환의 경중		말초혈액순환장애가 가벼울 경우 수족냉증이나 손발이 저린 증상 등으로 나타날 수 있습니다.
병의 진단 과정	한·양방	당뇨병성 족부병변 여부를 확인하기 위해서는 혈당 검사를, 버거씨병의 감별을 위해서는 혈관조영술을 실시해야 합니다.
생활습관 개선으로 증상 완화하는 방법, 예방하는 방법		혈액순환을 개선하는 방법으로는 반신욕을 추천합니다. '두한족열(머리는 차게 하고 발은 따뜻하게 한다)'이라야 건강하다는 한의학의 기본원리에 맞는 방법이기도 한데요. 36~40도 사이의 물에 15분가량 반신욕을 하면 부분적인 혈관 확장과 근육 이완 효과를 통해서 혈액순환이 원활해지고 피로가 풀리게 됩니다.

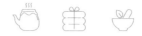

변비 환자의 4명 중 1명은 어린이
- 소아 변비

여러분은 똥독이 올라보신 적 있나요? 아, 똥통에 빠져서 생기는 똥독 말고 똥을 못 싸서 생기는 똥독입니다.

저는 낯선 장소에서도 항상 쾌변을 자랑하지만 제 친구는 아니었답니다. 대학교 때 농활에 가서 이 친구의 얼굴이 누렇게 변해가는 것을 목격한 적이 있습니다. 집이 아니면 똥을 못 싸던 제 친구는 차곡차곡 일주일 동안 누적된 똥 때문에 시름시름 앓다가 결국 먼저 서울로 올라갔습니다.

갑자기 똥 이야기를 왜 하냐고요? 제가 만난 가장 심한 변비 환자였던 5세 꼬맹이 이야기를 해드리려고 합니다.

아이들에게 변비는 사실 굉장히 흔합니다. 밤에 배가 아프다고 데굴데굴 굴러서 깜짝 놀라 둘러업고 응급실에 갔더니 장에 가스와 똥이 가득 차 있었다는 아이들도 많고, 변이 딱딱해서 엄마가 손가락으로 파주거나 변을 볼 때 항문에 상처가 나서 울기도 합니다. 이런 아이들을 한의원에서 아주 많이 봅니다.

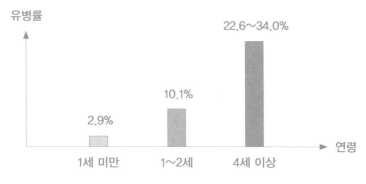

<소아의 만성변비 통계 수치>

유병률

22.6~34.0%

10.1%

2.9%

1세 미만   1~2세   4세 이상

연령

출처 : 중앙일보 헬스미디어

보통 변을 부드럽게 해주고 장의 운동성을 강화시켜주는 한약을 쓰면 쉽게 호전되는데, 이 아이는 일반적인 소아 변비 환자들과는 달랐습니다. 무려 2년 전부터 변비로 고생했다는 아이는 대변을 일주일에 두 번 보고 있었습니다. 그 일주일에 한 번도 너무 힘들고 아파서 울면서 변을 보고, 똥 눌 때 통증이 있으니 아이는 변을 자꾸 참고 밥도 일부러 잘 안 먹으려고 했습니다.

너무 슬프죠? 아이가 똥이 마려울까 봐 먹는 것을 참는다니…. 아이는 시름시름 말라가고 얼굴빛이 누렇습니다. 진료실에서 처음 만났을 때 보통의 5세 아이들에게 보이는 까불까불한 모습은 전혀 없고 심지어 우울한 느낌까지 있었습니다. 농활 가서 봤던 제 친구의 슬픈 표정과 닮았네요.

어린이집에서는 변을 꾹 참고 저녁에 집에 와서 속옷에 변을 지리기도 했습니다(유분증, 변실금이라고 합니다). 소아 아동 병원에서 1년간 양약을 복용해도 별로 효과가 없었고, 엄마 표현으로는 똥독이 올랐는지 배에 가스가 차고 열이 40도까지 올라가서 병원에 입원한 적도 있었다고 하네요. 병원에서 관장도 여러 차례 받았지만, 그때뿐이었습니다. 이외에도 아이는 두 달 전부터 외음부가 빨갛게 붓고 아파하는 증상이 있었는데, 병원에서 감염 진단을 받고 항생제와 연고 사용으로 현재는 피부 증상이 가라앉은 상태였습니다. 피부 외에도 다리 통증으로 병원에 입원해서 염증 수치 증가 소견으로 항생제 치료를 받은 적이 있었고요. 더위를 많이 타고 혀를 살펴보니 시뻘건 붉은색입니다. 속에 열이 굉장히 많고 반복적으로 염증 경향이 생기는 체질의 아이라서 열비(熱秘, 속열로 인한 변비)로 판단할 수 있었습니다.

열을 식혀주면서 변을 부드럽게 해주고 전신적인 염증반응이 줄어들 수 있도록 처방했습니다. 아이는 두 번에 걸쳐 탕약 처방을 복용한 후 1~2일에 한 번 부드러운 변을 통증 없이 보기 시작했고, 식욕도 좋아졌습니다. 무엇보다 똥을 못 쌀 때는 침울하던 표정이 아주 밝게 바뀌었습니다. 몇 년이 지난 요즘에는 동생 보약 지으러 올 때 가끔 만나는데, 지금은 또래 아이들보다 키도 훨씬 많이 커서 예쁘게 잘 자라고 있습니다.

이 아이 같은 사례는 사실 생활습관 교정이나 식습관 관리만으로는 좋아지기 힘들고, 체질에 맞는 한약 복용이 치료에 꼭 필요한 경우입니다. 다른 곳에서 낫기 어려운 환자를 잘 치료했을 때, 온 가족이 팬

이 되는 경우가 있는데 현재 저는 이 아이의 친가, 외가, 사돈의 팔촌까지 모든 친척을 다 만나고 있답니다.[70][71][72]

---

70) 정민정, 유선애, and 이승연. 〈소아복통 환아에 대한 향사육군자탕 가미방의 임상적 효능에 관한 연구〉 대한한방소아과학회지 21.3 (2007): 57-69.

71) 조형준, et al. 〈반복적 구토 및 복통으로 가성 장 폐쇄로 진단받은 환자 1례〉 대한한방소아과학회지 18.1 (2004): 93-104.

72) 김성희, 박상욱, and 이승연. 〈만성(慢性) 반복성(反復性) 복통(腹痛)을 주증(主症)으로 하는 환아(患兒)의 임상적(臨床的) 특징(特徵)에 관한 연구(硏究) − 기능성 복통을 중심으로〉 대한한방소아과학회지 16.2 (2002): 1-22.

제목	구분	내용
해당 증상에 대해 의심 가능한 질환	양방	건강보험공단의 자료에 따르면, 한 해 동안 변비로 병원을 찾은 환자 네 명 중 한 명은 10세 이하 영유아 또는 아동이었을 정도로 소아 변비는 흔한 질환입니다. 소아 변비의 90% 이상은 특정 질환이 동반되지 않는 기능성 변비입니다. 신생아의 경우, 아주 드물게 선천성 거대결장을 의심해야 하는 경우도 있습니다(5,000명 중 한 명꼴로 발생). 수유할 때 배가 유난히 빵빵해지거나 태변이 나오지 않거나, 이틀 이상 변을 보지 않거나, 변이 계속 차 있어 잘 먹지 못하게 되어 구토 등의 증상이 있으면 소아과 진료를 보는 것이 좋습니다.
	한방	· 열비(熱秘) – 속열이 많아서 생기는 변비로, 평소 더위를 싫어하며 얼굴이나 혀의 색깔이 짙은 붉은색입니다. 소변 색이 진하고 냄새가 심한 경우가 많습니다. · 기비(氣秘) – 기운이 막혀서 생긴 변비로, 현대 용어로 풀자면 스트레스가 원인이 되어 생긴 변비입니다. 이사나 동생의 출생 등 스트레스를 받을 만한 특별한 사건 이후에 변비가 심해졌다면 의심해볼 수 있습니다. 소화불량이나 구토 등이 동반되는 경우도 많습니다. · 허비(虛秘) – 평소 체력이 약하고 마른 편이며 얼굴색이 희고 윤기가 없는 아이는 소화기관의 연동운동 자체가 느리기 때문에 변비에 걸리기 쉽습니다. 식탐이 별로 없어 밥 먹이기가 힘든 경우가 많고, 변이 가늘면서도 잘 나오지 않습니다.

제목	구분	내용
해당 질환의 경중		만 4세가 넘으면 성인처럼 하루 1~3회 배변하는데 주 2회 이하의 배변, 주 1회 이상의 대변 실금, 고통스럽거나 힘든 배변이 1개월 이상 나타날 경우, 기능성 변비로 진단합니다. 이보다 드문 정도로 변비 증상이 있을 경우는 생활습관 개선으로 호전이 가능한 가벼운 경우입니다.
병의 진단 과정	한·양방	대장 내에 대변이 얼마나 남아 있는지 알아보기 위한 복부 X-Ray 촬영, 선천성 거대결장의 감별을 위한 대장 조영술이나 항문 직장 내압 검사를 해볼 수 있습니다.
생활습관 개선으로 증상 완화하는 방법, 예방하는 방법		1. 돌이 지난 아이는 우유를 너무 많이 먹을 경우, 섬유질이 부족해 변비에 걸릴 수 있으므로 우유량을 줄이고 채소, 과일 등의 이유식을 먹여줍니다. 아침 기상 직후에 물을 섭취할 수 있도록 하고, 하루에 체중 1kg당 30cc 이상의 물을 마시는 것이 좋습니다. 당근, 감자, 바나나는 너무 많이 먹이지 않도록 합니다. 2. 변기 앞에 발받침을 해주면 복압이 항문으로 쉽게 전달되기도 하고 항문직장각도(Anorectal angle)가 변이 나오기 쉬운 상태가 됩니다. 3. 아침, 저녁 식사 후 10분이 지나면 5분간 변기에 앉도록 합니다. 이 시간은 장운동이 활발하게 일어나기 때문에 변을 보지 못하더라도 변기에 앉아 있는 습관을 들여줍니다. 변을 보지 못하더라도 격려해줘야 하며, 너무 오랜 시간 앉아 있게 하거나 강요할 경

제목	구분	내용
생활습관 개선으로 증상 완화하는 방법, 예방하는 방법		우, 배변에 대한 거부감이 생길 수 있으니 주의해야 합니다. * 소아 변비에 도움이 되는 혈자리 중완(명치와 배꼽의 중간) 주변의 복부를 로션을 발라 부드럽게 마사지해줍니다. 족삼리(무릎 아래 약간 바깥쪽 부위)를 엄지로 지그시 눌러줍니다.

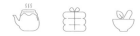

생리가 계속 나와요
- 부정출혈

어느 날, 예쁜 20대 아가씨가 내원해서 핏기 없는 창백한 얼굴을 하고 힘없는 목소리로 조곤조곤 이야기를 시작합니다.

"원장님, 제가 2년 전부터 생리가 한 달에 두 번도 나오고, 한번 시작하면 보름씩 계속되기도 해요."

한 달에 한 번도 귀찮은 생리가 두 번에, 게다가 보름이나 이어진다니…. 귀찮은 게 문제가 아니라 소량출혈이 찔끔찔끔 계속되면 빈혈이 생겨서 아주 힘들어지죠.

"아이고, 어지럽고 기운도 없고 많이 힘드셨겠어요. 어떻게 그런 상태로 2년이나 지내셨어요?"

"헤모글로빈 수치도 아주 낮다고 해서 철분제도 먹고 있어요. 산부인과에서는 특별한 이상은 없다고 하고 호르몬 균형이 깨져서 그렇다고 피임약을 줬어요. 피임약을 먹으니 딱딱 맞춰서 생리를 하더라고요."

"그렇죠, 피임약이 호르몬이니 드실 때는 주기가 잘 맞을 수밖에 없어요."

"네. 1년쯤 지나서 피임약이 몸에 안 좋을 거 같아서 끊었더니 다시 또 출혈이 시작되더라고요. 엄마가 한의원에 한번 가보라고 하셔서 와 봤어요."

진맥을 하고 몸 상태를 확인합니다. 소화도 안 되고 기운도 없고 예민해서 잠도 깊게 자지 못하네요. 호르몬 불균형은 스트레스, 수면, 전신적인 영양상태와 모두 연관이 있습니다. 내 몸에서 스스로 조절하지 못하는 것을 밖에서 넣어주면 해결할 수는 있지만, 몸이 건강해져서 호르몬 불균형이 치료된 것은 아니죠. 허약한 사람들이 스트레스를 많이 받아서 출혈이 지속되고 빈혈이 생겼을 때 사용하는 처방이 있습니다.

약을 처방하면서 치료를 위해 수면, 소화가 중요하기에 잠이 잘 들지 않더라도 스마트폰이나 티비를 보지 말 것과 입맛이 없어도 빵이나 음료 등으로 대충 끼니를 때우지 말고 영양균형을 맞춰 제대로 식사하실 것을 당부드렸습니다.

두 달을 연거푸 복용한 환자분에게 전화가 왔습니다.

"원장님, 한약 먹을 때 출혈이 멎어서 이것도 먹을 때뿐이면 어쩌지 하고 걱정했는데, 한약을 다 먹고도 지금 괜찮아요. 아 참, 요새, 저 잠도 잘 자요."

전화하는 목소리에도 힘이 생겼습니다.

"지금은 몸이 많이 좋아져서 잘 유지가 되실 거예요. 나중에 혹시나 스트레스받고 몸이 안 좋으면 또 그럴 수도 있으니 조심하세요."

그렇게 치료하고 3년을 잘 지내다가 다시 만났습니다.

"원장님, 그동안 너무 괜찮았어요. 근데 두 달 전부터 다시 출혈이 생겼어요."

"왜 이렇게 울 것 같은 얼굴이에요? 무슨 일 있었어요?"

"아빠가 교통사고로 중환자실에 계셨어요. 간병하느라 정신없이 지냈는데 한고비 지나고 나니 제 몸이 다시 이렇게 되었어요."

아버님 병환으로 마음고생 몸 고생했던 시간을 위로해드리고, 아버님도 따님도 좋아지실 거라 격려도 해드린 후, 다시 처방을 드렸습니다. 이번에도 다행히 치료가 잘되었고, 아버님 병환으로 미뤘던 결혼식도 잘 치르셨다는 좋은 소식을 들었네요.

제 몸에 한약을 쓰면서 제일 좋았던 것이 이런 부인과 증상입니다. 중·고등학교 시절 데굴데굴 구르고 앞이 하얘지면서 쓰러지던 생리통도 한약으로 고치고, 생리 기간만 되면 무자비하게 올라오던 여드름도 한약으로 고치고, 인생에 가장 힘든 기간이었던 산후에도 보약으로 정신 차리고, 둘째가 잘 안 생기나 싶었을 때도 한약 먹고 예쁜 딸내미를 만났습니다.

생리를 안 하거나, 생리가 안 끊기거나 하는 호르몬 불균형 증상들은 피임약을 잠깐 써서 조절이 잘되고 재발하지 않는다면 괜찮지만, 먹을 때만 그렇다면 한약으로 많은 도움을 받으실 수 있을 것입니다.[73][74][75]

73) 백동기. 〈芎歸膠艾湯 투여로 호전된 비정상 자궁출혈환자 2례에 대한 증례보고〉동의생리병리학회지 26.6 (2012): 953–959.
74) 유성진, et al. 〈子宮腺筋症에 의한 不定子宮出血과 慢性骨盤痛을 호소하는 환자 治驗 1례에 대한 보고〉대한한방부인과학회지 22.4 (2009): 206–215.
75) Im, Kyu-Jung, and Dong-Youl Yoo. 〈A Clincal Case of Abnormal Uterine Bleeding〉 Journal of Haehwa Medicine 23.1 (2014): 167–172.

제목	구분	내용
해당 증상에 대해 의심 가능한 질환	양방	부정출혈의 원인은 크게 기질성 자궁출혈, 기능성 자궁출혈로 나누어볼 수 있습니다. 기질성 자궁출혈은 자궁근종, 자궁경부 폴립, 자궁내막염, 암, 임신, 자궁내막증, 자궁선근증 등의 뚜렷한 원인에 의해 부정출혈이 생기는 경우이고, 기능성 자궁출혈은 초음파 등 산부인과적 검사를 통해 특별한 원인을 찾을 수 없는 경우로 호르몬을 분비하는 시상하부, 뇌하수체, 난소의 균형이 깨지면서 발생합니다.
	한방	한방에서는 부정출혈의 원인을 크게 '어혈형', '허한형', '기체형'으로 나누어볼 수 있습니다. '어혈형'은 하복부에 단단한 결취(덩어리)가 느껴지며 체격이 좋고 얼굴로 열이 오르는 안면홍조를 호소하는 경우가 많습니다. 어깨가 뭉치고 변비가 동반되기도 합니다. '허한형'은 마르고 창백한 체질로 추위를 쉽게 타고 아랫배와 수족이 냉합니다. 어지럽고 쉽게 피로하며 변이 무른 편입니다. '기체형'은 스트레스와 관련된 부정출혈로 크게 놀라거나 충격을 받은 사건 이후 증상이 생긴 경우, 가슴이 답답하고 소화가 안 되고 대소변이 시원하지 않습니다.
해당 질환의 경중		생리 예정일 2주 전인 배란기에 나타나는 소량의 배란혈은 치료의 대상이 되지 않습니다. 출혈 양이 아주 많거나 지속적일 경우, 일차적으로 산부인과 초음파 검사를 통해 내막증이나

제목	구분	내용
해당 질환의 경중		근종 여부를 확인해야 하며, 폐경 이후의 출혈은 암성 출혈일 확률이 높기 때문에 반드시 진료를 받아보시는 것이 좋습니다.
병의 진단 과정	한·양방	기능성 기질성 자궁출혈을 구별하기 위해 초음파 검사를 우선으로 시행하며 필요할 경우, 혈액 검사를 추가하기도 합니다.
생활습관 개선으로 증상 완화하는 방법, 예방하는 방법		'허한형'에 해당된다고 생각되시는 분들은 아랫배를 따뜻하게 유지하고 반신욕을 하는 등의 관리가 도움이 됩니다. 급격한 체중 증가나 감소는 호르몬 분비에 영향을 미치기 때문에 편안한 체중을 일정하게 유지하는 것이 좋습니다. 스트레스는 부정출혈의 가장 강력한 원인이 됩니다. 가벼운 운동이나 명상을 통해 일상 스트레스를 줄일 수 있도록 합니다. 충분한 수면과 규칙적인 식사 습관 또한 호르몬 균형을 유지하는 데 도움이 됩니다. * 부정출혈 예방에 도움이 되는 차 당귀차 – 당귀는 《동의보감》의 자궁질환에 관련된 처방 중 70% 이상에 사용될 정도로 여성 질환 치료에 빠지지 않는 약재입니다. 실험적으로 입증된 효능도 논문에서 많이 소개되고 있습니다. 혈소판 응집 억제와 혈전 형성을 막아 혈액 보충의 기능을 하며, 심장근육의 혈액 공급을 증가시키고 말초혈관을 확장시키는 심혈관계 순환 작용을 합니다. 결론적으로 당귀

제목	구분	내용
생활습관 개선으로 증상 완화하는 방법, 예방하는 방법		는 혈액순환을 개선시키고 어혈을 없애고 조혈 작용을 도와줍니다. 큰 부작용 없이 두루 복용할 수 있는 약재이나 소화 기능이 많이 떨어지고 설사가 잦은 경우 조심하셔야 하니 한의사의 진단이 필요합니다.

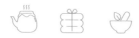

오줌싸개 훈남 청년
- 성인야뇨증

　낮에는 소변을 잘 가리는 5세 이상의 아이가 밤에 실수하면 옛날에는 키를 뒤집어쓰고 소금을 얻어오라고 했다죠? 한의원에 이 야뇨증을 치료하러 오는 아이들이 있습니다.

　방광 기능이 미성숙하거나 너무 깊은 잠을 자서 요의를 못느끼고 각성이 안 되는 경우, 심리적 스트레스로 인한 경우 등 다양한 원인이 있기 때문에 그에 맞춰 약을 쓰면 많이 좋아집니다.

　이 야뇨증의 대부분은 아이들인데, 아주 드물게 성인 야뇨증 환자가 있습니다(대한 야뇨증학회의 조사에 따르면, 성인 야뇨증은 인구의 2.6%에서 나타납니다).

　어느 날 접수실 간호사가 "원장님, 초진 환자분께 어디 치료하실 건지 여쭤봤는데 말씀을 안 하시고 원장님께만 이야기하신대요" 하더니 좀처럼 보기 힘든 잘생긴 20대 후반의 젊은 환자가 등장했습니다.

　"어디가 불편하신가요?"

　"…아…. 네, 그게…."

한참을 주저하다가 드디어 말을 꺼냈습니다.

"원장님, 제가 야뇨증이 있는데요."

많은 환자분들이 야간빈뇨(밤에 자주 깨서 소변을 보러 가는 것)와 야뇨증(이불에 실수하는 것)을 구별하지 않고 말하기 때문에 더 자세히 물었습니다.

"밤에 깨서 소변을 자주 보시는 건가요? 아니면 이불에 실수하게 되시는 건가요?"

"깨서 소변을 자주 보는 거면 걱정이 없게요…."

20대 초반, 낯선 나라에서 유학을 하면서 급격히 스트레스를 받은 뒤 생겼다니, 거의 10년 동안 고생하고 계셨습니다. 일주일에 한두 번은 꼭 실수하게 되고 축축해서 잠에서 깰 때 너무나 불쾌하고 힘들다고 합니다. 극도로 수분 섭취를 줄여보기도 하고, 비뇨기과에서 각종 검사도 받아봤지만 아무런 이상이 없었답니다.

이 증상 때문에 친구들과 여행도 못 가고 결혼은 할 수 있을까 너무 절망스럽다는 환자분은 어디에 이야기하기도 어려운 증상으로 고통받고 있었습니다. 밤이 되면 자야 하는 것이 두려워질 정도라고 합니다. 이런 드문 질환을 치료할 때는 치료 결과를 장담하기가 참 어렵습니다.

"환자분, 많이 힘드셨죠? 증상이 시작될 때는 스트레스가 원인이었지만, 지금은 그 증상 때문에 더 극심하게 스트레스를 받고 있는 상태이실 겁니다. 솔직히 말씀드리면 성인 야뇨증이 아주 드문 질환이라 제가 치료 경험이 아주 많지는 않습니다. 첫 번째로 생각하고 있는 처방으로 혹시 치료가 잘되지 않으면, 다른 처방으로 바꿔서 치료해보도록 하겠습니다. 저도 최선을 다해서 처방을 할 테니 같이 힘을 내봅시다."

'반드시 낫습니다' 하고 장담을 드린 것은 아니지만, 환자분은 다행히 저를 믿고 치료를 따라와 주었습니다.

스트레스를 완화시키고 신경계를 안정시키는 계통의 처방에 방광 기능을 개선하는 약재를 추가해 처방했고, 연달아 세 달을 복용했습니다. 음주와 카페인 음료의 제한도 아주 잘 지켜주셨습니다.

한약을 복용하는 동안, 달력에 증상이 있었던 날짜를 체크해서 경과를 관찰했고, 일주일에 한두 번 있던 증상이 2주에 한 번, 한 달에 한 번, 그렇게 점점 줄어서 마지막에는 한 달 내내 증상이 없는 것을 확인하고 복약을 중단했습니다. 이후로 6개월 동안 괜찮은 것까지 전화로 확인했습니다.

보통은 제가 경과 관찰을 위해 환자분께 전화로 증상을 물어보는데, 이분은 너무 신나셔서 직접 6개월이 지나 전화를 주셨습니다.

"원장님, 저 지금 마지막으로 증상이 있었던 게 ○월 ○인데요. 오늘까지 괜찮았어요."76)77)78)79)

---

76) 장규태, 김장현, and 오주영. 〈한방병원 야뇨 환아의 후향적 연구〉 대한한방소아과학회지 18.1 (2004): 179–191.

77) Lee, Jin-Yong. 〈111명의 야뇨증 환자의 임상고찰〉 The Journal of Pediatrics of Korean Medicine 7.1 (1993): 135–139.

78) 이유빈, and 정아람. 〈소아 야뇨의 한의학적 치료에 대한 국내외 임상연구 동향-2000년 이후 발표된 연구를 중심으로〉 대한한방소아과학회지 34.1 (2020): 1–25.

79) Honjo, Hisashi, et al. 〈Treatment of monosymptomatic nocturnal enuresis by acupuncture: a preliminary study〉 International journal of urology 9.12 (2002): 672–676.

제목	구분	내용
해당 증상에 대해 의심 가능한 질환	양방	• 호르몬 – 바소프레신(vasopressin)이라고 하는 항이뇨호르몬은 깊은 잠을 잘 때 뇌하수체에서 분비됩니다. 소변 생성을 줄여서 수면 중에 소변을 보지 않게 만들어주는데, 어릴 때부터 지속해서 야뇨증이 있는 경우는 호르몬 이상이 있는지 확인해볼 필요가 있습니다. • 척수신경 이상 – 디스크 같은 척추질환으로 배뇨 기능 조절에 관여하는 척수신경이 손상될 경우, 배뇨근이 정상 작동을 하지 못해 야뇨증이 생길 수 있습니다. 야뇨증과 함께 신경학적인 증상이 나타난다면 의심해볼 수 있습니다. • 약물 부작용 – 항우울제, 기관지확장제, 일부 고혈압 약이 성인 야뇨증의 원인이 되기도 합니다. 이런 약들을 복용하는 시기에 야뇨증이 발생했다면 의사와 상담해 약을 교체하거나 용량을 조절해야 합니다.
	한방	한방에서는 야뇨증의 원인을 크게 '방광, 신장 기능이 약해져 있는 허증', '과도한 스트레스나 긴장이 원인이 되는 기울증'으로 나누어볼 수 있습니다. '허증'의 경우, 전신적인 체력도 허약한 편이고 낮에도 소변 증상이 있는 경우가 많습니다. '기울증'은 급격한 환경 변화나 스트레스로 인해 증상이 발생하거나 악화되는 경우이며, 2가지가 동시에 원인이 되기도 합니다.
해당 질환의 경중		야뇨증 증상이 1년에 2회 이하로 나타난다면 가벼운 경우로 볼 수 있습니다.

제목	구분	내용
병의 진단 과정	한·양방	의심되는 양방질환의 원인을 배제하기 위해서는 호르몬 검사, 요추 MRI, 약물 복용력 조사 등이 필요합니다.
생활습관 개선으로 증상 완화하는 방법, 예방하는 방법		• 금주해야 합니다. - 술에 들어 있는 에탄올 성분은 항이뇨호르몬의 분비를 줄이기 때문에 야뇨증 치료에 금주는 필수입니다(술 마신 뒤에 갈증이 나고 소변이 자주 마려운 것은 이런 이유 때문입니다). • 카페인 섭취도 금해야 합니다. - 이뇨 작용을 촉진시키는 카페인 함유 음료(커피, 녹차, 홍차, 보이차 등)를 섭취하지 않습니다. 카페인 성분은 숙면을 방해하기 때문에 야뇨증 치료에 더 방해됩니다. • 소변을 참지 않아야 합니다. - 방광에 소변이 가득 차면 뇌는 소변을 몸 밖으로 내보내기 위한 신호를 보내고, 그 신호를 받은 방광은 수축하면서 소변을 배출하게 됩니다. 소변을 참는 것이 습관이 되면 뇌와 방광의 이런 배뇨 신호가 망가져 화장실을 갈 적절한 타이밍을 인식하지 못하게 됩니다.

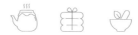

님도 보고 뽕도 따고
- 소아 비만과 비염 치료

'님도 보고 뽕도 따고, 도랑 치고 가재 잡고, 꿩 먹고 알 먹고' 이런 일거양득의 이벤트가 한의원에서는 흔한 일이지요.

생리통을 고치고 여드름도 없어지고 소화가 잘되는데, 임신도 잘되고 장이 안 좋아서 한약을 먹었는데 허리도 안 아픈 이런 일들이 비일비재합니다. 생리통은 산부인과에 가고, 여드름은 피부과에 가고, 허리 아파서 정형외과에 가고 했던 것들이 한의사가 보기에는 다 한통속인 증상이기 때문이죠. 좋아지면 다 같이 좋아집니다.

오늘은 님도 보고 뽕도 따는 치료 경험 중에 소아 비만에 대한 이야기를 해볼까 합니다. 저 멀리 목포에서 치료를 위해 내원해준 8세 남자아이입니다.

열 살은 되어 보이는 건장한 아이가 땀을 줄줄 흘리며 들어옵니다. 반에서 키도 제일 크고 몸무게도 제일 많이 나간다는 이 아이는 아침마다 엄청나게 무시무시한 콧물로 고통받고 있었는데요. 일어나서 재채기를 서너 번 하면 옷이 다 젖을 정도의 누런 콧물이 엄청나게 나왔습니다. 병원에서는 비염이라고 할 때도 있고 축농증이라고 할 때도 있었지만, 양약을 먹으면 복용 당시에만 콧물이 좀 줄었다가 다시 심해져서 현재는 복용하지 않고 식염수 세척과 스프레이만 사용하고 있었고 이런 지가 벌써 2년째랍니다.

"어머님, 아이가 2년 전부터 체중이 많이 늘었나요?"

"맞아요. 그게 코랑 관련이 있나요? 1~2년 사이에 엄청 먹고 식탐이 늘더니 배가 이렇게 많이 나왔어요. 좀 덜 먹으려고 해도 애가 식욕이 자제가 안 되더라고요. 학교 검진에서 정밀 검사를 하라고 해서 소아 당뇨, 단백뇨 검사까지 했어요."

"살찌면서 땀도 더 심해진 거죠?"

"네, 아주 그냥 비 오듯이 흘려요. 조금만 걸어도 머리를 감은 것처럼 줄줄 땀이 나고 옷도 하루에 몇 번씩 갈아입혀요."

"비염약을 쓰면 식탐도 좀 조절이 되고 살 빠지면 땀도 줄어들 거예요."

"정말요? 그러면 좋겠어요. 비염도 걱정인데 소아 비만이랑 땀도 고민이 많았거든요."

체중 증가와 함께 비염 증상이 심해지는 아이들이 간혹 있습니다. 이런 경우, 콧물은 누렇고 끈적한 양상으로 많이 나타납니다. 코막힘, 코골이 등의 증상이 함께 오기도 합니다. 이런 아이들에게는 속열을 식혀주고 코 점막의 충혈, 발적을 줄여주며 염증을 치료하는 처방을 사용하는데, 코 증상만 좋아지는 것이 아니라 비정상적인 식탐도 조절되면서 아이는 더 건강해집니다.

이 아이도 다행히 두 번의 약 복용 후 코 증상이 좋아지고 체중도 정상으로 돌아가면서 땀 흘리는 것도 불편하지 않을 정도로 호전되었습니다. 그리고 몸이 가벼워지면서 피로감도 개선되었습니다. 단순히 콧물만 말려주는 약이 아니라 체질을 개선해서 몸 전체를 건강하게 만들어주는 것이 한방 비염 치료의 가장 큰 장점이죠. [80][81][82][83]

80) 김종욱, et al. 〈청소년 비염 환자에 대한 보건소 연계 한방 치료 효과에 관한 연구 – 피내침과 한약을 이용한 치료 효과〉 Korean Journal of Acupuncture 27.3 (2010): 57–65.
81) 고민정, 이유진, and 백정한. 〈소아 알레르기비염 환자의 한방 치료 효과에 대한 임상적 연구〉 대한한방소아과학회지 제 25.3 (2011).
82) 신상호, et al. 〈알레르기 비염을 포함하는 과민성 비염 환자 580례에 대한 임상적 고찰〉 한방안이비인후피부과학회지 20.1 (2007): 218–227.
83) 정혜미, et al. 〈비만과 알레르기 비염의 상관성에 관한 연구〉 동의생리병리학회지 24.6 (2010): 1099–1104.

제목	구분	내용
해당 증상에 대해 의심 가능한 질환	양방	비중격만곡증은 선천적 기형이나 성장기의 외상으로 인해 두 콧구멍 사이의 벽인 비중격이 휘어질 경우, 코막힘, 후비루, 두통, 수면 무호흡 등이 나타날 수 있습니다.
	한방	한방에서 비염의 원인은 크게 '한증'과 '열증'으로 나누어볼 수 있습니다. '한증'은 보통 피부색이 희고 창백하며 코막힘보다는 맑은 콧물이 다량 나오는 것이 특징입니다. '열증'의 경우, 피부가 검은 편이고 더위를 많이 타며 체격이 좋고 코 증상은 코막힘과 후비루, 누런 콧물 위주로 나타납니다. 이런 열증의 경우 비만과 비염 증상이 동시에 나타날 수 있는데, 동의생리병리학회지에 기재된 〈비만과 알레르기 비염의 상관성에 관한 연구〉 논문에 따르면, BMI가 알레르기 비염 발생에 유의한 영향을 주는 것으로 나타났고, 특히 '코막힘' 증상은 비만군이 더욱 심한 것으로 조사되었습니다.
병의 진단 과정	한·양방	비중격만곡을 감별하기 위해서는 X-Ray 촬영, 전비경 검사 등을 시행합니다.

제목	구분	내용
생활습관 개선으로 증상 완화하는 방법, 예방하는 방법		실내 습도와 온도를 적절하게 유지하는 것이 필요합니다. 실내 온도는 18~22도, 습도는 60%가량이 적당합니다. 실내공기가 건조한 경우, 가습기를 사용해 습도를 조절하고 환기를 자주 시키는 것이 좋습니다. 침구류는 자주 강한 햇볕에 널어서 살균해주고 반려동물을 키우시는 분들은 침구류를 수시로 세탁해줍니다. 부비동에 콧물이 가득 차면 코 세척이 도움이 될 수 있습니다. 생수나 수돗물이 아닌 코 세척용 식염수를 사용해서 씻어야 합니다. * 비염에 좋은 혈자리 영향혈, 인당혈, 풍지혈 * 비염에 좋은 차 신이차 : 코막힘과 염증에 효능이 있습니다. 유근피차 : 염증성질환과 코질환에 많이 사용되는 유명한 약재입니다. 박하차 : 소화불량을 개선해주고 열을 내리며 방향성 성분으로 코막힘에 도움이 됩니다. 생강차 : 몸이 찬 분들에게 효과가 좋으며 말초혈액순환을 좋게 해 비염에 도움이 됩니다.

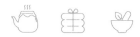

그 덩치에 아프다고?

- 만성피로

연약하고 핏기 없는 하얀 얼굴, 삐쩍 마른 사람들은 힘들어 보이면 주변에서 걱정을 해줍니다.

"너 얼굴 너무 안 좋다. 좀 쉬어."

"너무 힘든가 보네. 피곤하겠다."

그러나 시커먼 얼굴에 덩치가 산만 한 아저씨들은 위로받지 못하지요.

"그 덩치에 아프다면 아무도 안 믿는다."

"어우, 우리 남편은 이렇게 건강하게 생겼는데 맨날 피곤하다고 누워 있어요."

아무도 몰라줍니다. 하지만 저는 알지요. 덩치 좋은 만성피로 아저씨들의 억울한 마음을….

"주말에 계속 쉬었는데도 월요일에 똑같이 피곤하시죠?"

"개운하고 몸이 가볍다 느껴보신 적 없으시죠?"

"머리가 맑지 않고 눈으로도 피로감이 많이 오실 거예요."

이러면 시큰둥하게 앉아 있던 덩치 좋은 아저씨들이 눈을 반짝거리며 저를 쳐다봅니다.

"어떻게 아셨어요? 내가 피곤하다고 하면 다들 안 믿어요."

사람마다 피로의 패턴이 다릅니다. 타고난 체력이 약한 사람들은 아침에 좀 개운한 듯하다가 해 떨어질 때쯤 되면 비실비실해집니다. 외출했다 돌아오면 반드시 조금은 쉬어줘야 움직일 만하죠. 연비 안 좋은 차 기름 닳듯이 말이죠.

덩치 좋고 배 나온 우리 아저씨들은 과로하고 스트레스받으면 피로물질이 차곡차곡 쌓입니다. 늘 어깨가 무겁고 피로곰이 세 마리씩 매달려 있어요. 주말에 누워만 있었는데 개운하지 않습니다.

만성피로로 나타나는 이런 분들은 피곤하다고 해서 채워주는 보약을 쓰는 것이 아닙니다. 피로물질을 해독하고 청소하며 몸이 가벼워지는 처방이 이분들에게는 보약입니다.

영업직에 있는 46세의 한 환자분은 만성피로와 스트레스로 가슴이 답답하고 두근두근 불안한 증상에 자꾸 한숨을 쉬게 되고 잠도 잘 자지 못합니다. 그러다가 간의 피로를 풀고 흉부를 편안하게 만들어주는 처방을 복용 뒤, 불안감이 줄어들고 한숨도 덜 쉬게 됩니다. 물론 피로도 가벼워졌고요.

이 환자분이 어느 날, 약 먹고 오셔서 물었습니다.

"원장님, 그런데 그 한약에 두드러기 고치는 것도 들어 있어요?"

"오잉? 두드러기가 있으셨나요? 그런 말씀은 없으셨잖아요. 간 해독하는 약으로 피부도 많이 고치긴 합니다."

"8년째 두드러기 약만 먹고 있어서 이게 나을 수 있을 거라고는 생각을 못 했어요. 2~3일에 한 번씩 두드러기 올라올 때마다 양약을 먹었거든요. 그런데 한약 먹고는 두드러기가 안 생겨요."

"만성 두드러기, 한약으로 잘 낫습니다. 술 많이 드시면 다시 생기실 수 있으니 조심하세요."

50세의 형사인 한 환자분은 원래 배우 마동석 씨처럼 한 덩치 하시는 분이었는데, 체중이 점점 늘고 배가 나오면서 비염도 심해지고 피곤해서 짜증도 많이 난다고 합니다. 땀도 너무 많이 흘려서 불편하시다고도 하셨습니다.

"약 드시면 피로감도 좋아지고 비염도 좋아지시긴 할 텐데요. 살을 안 빼시면 한계가 있어요. 꼭 체중을 조절하셔야 비염도, 땀도 더 좋아집니다. 명심하세요. 한약으로도 체중 조절이 되게 도와는 드릴 거예요. 식사 조절을 꼭 해주세요."

몇 달 뒤에 웃으면서 오시는 환자분, 슬쩍 보기에도 많이 날씬해지셨습니다.

"밤마다 애들 먹는 과자 한 봉지씩 먹고 그랬는데, 원장님이랑 약속한 거 잘 지키려고 노력했어요."

"어머, 너무 잘하셨어요. 아주 훌륭하십니다!"

"한약 먹고 살도 빼고 하니까 아주 몸이 가볍고 좋습니다. 밤에 코도 덜 골아서 아내도 좋아해요."[84][85][86][87]

제목	구분	내용
해당 증상에 대해 의심 가능한 질환	양방	피로가 만성으로 지속될 때 의심해볼 질환은 갑상선저하증, 당뇨, 뇌하수체 기능 부전, 만성신부전, 간 기능 저하, 결핵, 심한 빈혈 등이 있습니다. 검사상 특별한 원인이 없는 피로가 지속되면 만성피로증후군을 의심해볼 수 있습니다.
	한방	한방에서는 만성피로의 원인을 크게 '허증형'과 '실증형'으로 나누어볼 수 있습니다. '허증형'은 체질적으로 체력이 약해서 휴식을 충분히 취하면 피로가 회복되나 활동을 조금만 하고 나면 다시 쉽게 피로를 느끼게 됩니다. 소화 기능도 약하고 팔다리에 힘이 빠지는 느낌을 호소하는 경우도 많습니다. '실증형' 피로에 해당되는 분은 체격이 좋고 잘 먹고 소화 기능도 좋습니다. 오래 쉬어도 몸이 무겁게 느껴지고 피로가 회복되지 않고, 두통이나 어깨 뭉침, 가슴이 답답한 증상이 동반되는 경우가 있습니다.

84) 정영은, et al. 〈피로와 현훈을 동반한 알콜성 간질환 환자의 한방치험 1례〉 대한한방내과학회지 제 39.2 (2018).

85) 조정효, et al. 〈만성피로를 주증으로 하는 성인 72명의 변증과 체질별 분석 연구〉 대전대학교 한의과대학 내과학교실. 대한 한방내과 학회지 29.4 (2007).

86) 김세훈, et al. 〈피로를 주소로 내원한 환자의 생활섭생, 허손 및 피로의 상관성에 대한 고찰〉 대한한방내과학회지 제 29.1 (2008).

87) Kim, Ji-Hwan, and Seong-Sik Park. 〈117명 두드러기 환자의 특성에 대한 사상체질적 임상분석〉 Journal of Sasang Constitutional Medicine 26.3 (2014): 304-317.

제목	구분	내용
해당 질환의 경중		과로나 급격한 스트레스, 수면 부족 등으로 인해 일시적으로 피로감을 느끼고 충분한 휴식과 수면으로 증상이 개선되어 다시 재발하지 않는 경우는 가벼운 케이스입니다.
병의 진단 과정	한·양방	문진을 통해 피로 증상의 특징, 수면 상태, 복용 약물 등을 확인하고 질환의 유무를 진단하기 위해 기본 혈액 검사, 갑상선 기능 검사 등을 해볼 수 있습니다.
생활습관 개선으로 증상 완화하는 방법, 예방하는 방법		'허증형'에 속하는 분들은 체력을 기른다고 과하게 운동하면 오히려 더욱 피로를 느끼게 됩니다. 또한 소화 기능이 떨어지면 더 몸이 무겁고 식곤증이 생기기 때문에 과식, 밀가루 음식, 기름진 음식을 피하고 잠자기 3시간 전에는 속을 비우는 것을 권유합니다. 충분한 수면을 취하지 않으면 버틸 수 없는 체력이기 때문에 일정한 시간에 잠자리에 들고 7시간 이상의 수면을 할 수 있도록 노력합니다. '실증형'에 속하는 분들은 음주나 체중 증가가 독이 됩니다. 반드시 금주하고 체중 관리를 할 수 있도록 해야 합니다. 겉보기에는 대담해 보이지만 속이 여리고 스트레스를 많이 받는 경우가 많기 때문에 운동이나 명상 등을 통해 스트레스를 관리하는 것이 필요합니다.

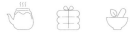

내 몸은 물에 젖은 솜
- 부으면서 살이 찐다

"저는 물만 먹어도 살이 쪄요" 하시는 분들이 있습니다.

물만 먹어서 살이 찌는 사람은 없습니다. 하지만 먹는 양보다 억울하게 쉽게 살이 찌는 체질은 있지요.

'물에 젖은 솜', 이 표현이 딱 맞습니다. 일단 기본적으로 늘 푸석푸석합니다. 아침에는 얼굴이랑 손이 붓고 저녁에는 다리가 무겁고 붓습니다. 부으면서 살이 찌고, 살이 찌니 몸이 늘 무겁고 눕고 싶어집니다. 우울하고 의욕이 없습니다.

머리는 맑지 않고 소변, 대변도 시원하지가 않아요. 다리는 가는데 살이 찌면 상체 쪽으로 찌는 경우가 많아서 무릎관절염 증상이 빨리 옵니다. 얼굴에 홍조가 생기는 경우도 많습니다. 갱년기 즈음에 체중이 더 늘고 무릎 통증이 생기면서 몸이 갑자기 안 좋아지는 경우가 있습니다.

살찌니 무릎이 아프고, 무릎이 아파서 운동을 못 하고, 양약 진통제를 먹고, 그러면 또 살이 더 찌는 악순환이 반복되어 삶의 질이 떨어집니다.

부기가 빠지고 몸이 가벼워지고 소변·대변이 시원하고 머리도 맑아지고 얼굴 홍조도 내려가야 건강한 상태가 되는 것입니다.

저는 환자가 불편해하는 호소 증상만 치료될 때도 물론 기쁘지만, 몸 전체가 건강한 방향으로 가면서 몸의 증상뿐 아니라 정서나 삶이 달라지는 모습을 만날 때 정말 큰 보람을 느낍니다.

50대 여자 환자분은 어깨가 아파서 내원하셨는데 얼굴도 푸석하고 몹시 피로해 보이셨습니다.

"평소 자주 부으시나요? 요새 체중이 증가하셨나요? 갱년기 증상이 있으신가요? 무릎이 아프지 않으세요?" 모든 질문에 다 그렇다고 답하셨습니다.

"이런 체질이 있어요. 부으면서 살찌고, 갱년기 증상이 겹치면서 우울감이나 무의욕 상태까지 갈 수 있으니 지금 이 기간에 꼭 치료를 잘해주셔야 합니다."

"안 그래도 요즘 너무 우울하고 살기가 싫어요. 해야 할 일들은 있는데 자꾸 다 그만두고 싶고 누워만 있고 싶어요. 바닥으로 점점 꺼지는 느낌입니다."

환자분은 너무 힘든데 병원에서 특별한 진단은 내려주지 않고, 어떻게 해야 할지 방법을 알지 못해 괴로웠다고 합니다.

"없는 기운을 짜내서 걷기 운동도 하고 산부인과에서 받은 호르몬제도 먹어보고 했는데, 아무 소용이 없어요. 남편은 자꾸 게을러서 그렇다고 타박만 하고 속상해요."

부종을 내리고 순환을 도와주는 처방을 두 달간 쓰면서 어깨와 무릎이 아플 때는 침 치료를 병행했습니다.

물론 체중 조절을 위한 식이요법이나 운동요법도 알려드렸습니다. 요즘은 침 맞으러 오실 때 활기찬 모습으로 만납니다.

"부기도 빠지고 체중도 빠지고 몸이 훨씬 가벼워졌어요. 무릎이 아파서 먹던 진통제도 이제 끊었습니다. 기분도 좋아지고 의욕도 생깁니다."

통증이나 부종 증상 자체의 호전도 물론 반갑지만, 우울감이나 무기력감, 만성피로에서 벗어나 의욕 있고 활기찬 모습을 보여주시니 '정말 사람이 달라졌구나' 싶어 감사한 치료 경험이었습니다.[88][89][90]

---

88) Cha, Yun-Yeop. 〈Improvement of Imbalance on the Upper and Lower Part of the Body by Oriental Medicine-A Case Report.〉 Journal of Korean Medicine for Obesity Research 5.1 (2005): 141-146.

89) Park, Jung-Hyun, and Ho-Jun Kim. 〈Clinical practice recommendations for Bangpungtongseong-san (Bofutsusho-san) and Bangkihwangki-tang (Boiogito) in obesity〉 Journal of Korean Medicine for Obesity Research 12.1 (2012): 48-58.

90) 김길수, and 김동열. 〈고혈압, 고지혈증, 퇴행성 관절염을 동반한 비만 환자의 증례보고 A Case Report for a Obese Patient Accompanied with Hypertension, Dyslipidemia and Osteoarthritis〉 Journal of Society of Korean Medicine for Obesity Research 1.1 (2001): 12-20.

제목	구분	내용
해당 증상에 대해 의심 가능한 질환	양방	부종은 의심 가능한 질환이 아주 많습니다. 전신부종은 심장, 신장, 간질환이 있을 경우 나타날 수 있으므로 숨이 차는지, 혈압이 있는지, 간수치나 심전도상 이상이 있는지 등을 확인해야 합니다. 갑상선질환이나 생리 주기에 따른 부종, 염분 과다로 인한 부종, 만성적인 이뇨제 사용으로 보상적인 부종이 생기기도 합니다. 다이어트로 식이제한을 하다가 다시 정상 식이로 돌아올 때 인슐린 분비의 증가와 레닌-안지오텐신-알도스테론 활성화로 인해 부종이 생길 수 있습니다. 혈관 확장제, 당뇨약 중 일부, 소염진통제 등의 복용에 의해서도 부종이 생길 수 있습니다. 상기 질환이 아닌 경우, 특별한 원인 없이 부종이 발생하는 특발성 부종이라고 할 수 있습니다.
	한방	한방에서는 부종의 원인은 크게 '수독형', '기체형', '허증형'으로 나누어볼 수 있습니다. '수독형'은 부종과 함께 갈증이 있고 어지럽거나 소변이 시원하지 않은 등의 증상이 동반됩니다. '기체형'은 부종과 함께 몸이 무겁고 가슴이 답답하고 소화가 잘되지 않으며 대소변이 시원하지 않습니다. 갈증이나 어지럼증은 동반되지 않습니다. '허증형'은 쉽게 말해 기운이 없어 몸 안의 수분을 잘 돌려주지 못하는 것으로, 체력이 약하

제목	구분	내용
해당 증상에 대해 의심 가능한 질환	한방	고 쉽게 피로하며 식욕이 없고 설사를 동반하기도 합니다.
해당 질환의 경중		일시적이고 빈도가 적은 국소부종은 증상이 가벼운 경우이나 72시간 이내에 급격하게 증가하는 부종이나 전신부종이 숨참, 황달, 심전도 이상 등과 함께 나타난다면 반드시 병원 진료가 필요합니다.
병의 진단 과정	한·양방	전신부종인 경우, 심장, 신장, 간질환을 확인하기 위한 혈액 검사, 소변 검사, 흉부 X-Ray 촬영, 심전도, 심장초음파 등을 해볼 수 있습니다. 스테로이드 과다 복용, 만성적인 이뇨제 사용으로 인한 보상성 부종 여부 확인을 위해 약물 복용력을 조사합니다.
생활습관 개선으로 증상 완화하는 방법, 예방하는 방법		염분 섭취를 줄입니다. 과도한 나트륨 섭취 시 체내에 염분이 과다해져 삼투압 현상으로 세포내액이 조직세포로 과다하게 유입되어 부종이 발생합니다. 국, 찌개, 젓갈 등의 섭취를 줄이고 저염식을 먹을 수 있도록 합니다. 특히 생리 주기와 관련되어 부종이 확연하다면 주기에 맞추어 식생활을 미리 조절하는 것도 도움이 됩니다. 스트레스를 관리합니다. 스트레스를 받으면 생기는 호르몬인 코티솔은 몸 안에 수분과 염분

제목	구분	내용
생활습관 개선으로 증상 완화하는 방법, 예방하는 방법		을 모으는 역할을 합니다. 또한 항이뇨호르몬의 활동을 촉진해 소변이 잘 배출되지 않도록 해 부종이 유발될 수 있습니다. 따라서 충분한 휴식과 명상 등으로 스트레스를 적절히 관리하는 것이 필요합니다. 반신욕과 가벼운 마사지가 도움이 됩니다. 40도가량의 온도로 15분 정도 반신욕이나 족욕을 하면 하반신의 혈액량을 늘리고 혈액순환에 도움을 줘 부종 개선에 도움이 됩니다. 이때 부종이 생긴 부위를 가볍게 마사지해주면 더욱 효과적입니다.

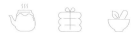

손과 발바닥이 다 벗겨져요
- 수장족저농포성건선

환자에게 딱 맞는 처방을 찾는 일은 늘 어렵지만, 특히나 가장 심혈을 기울이고 고심하게 되는 처방은 피부질환을 치료하는 경우입니다. 무던하게 8점, 9점짜리 과녁에 맞혀도 효과가 잘 나는 질환이 있고, 10점 과녁에 정확하게 맞추지 않으면 안 되는 경우가 있죠.

피부질환은 10점 만점에 10점을 반드시 맞춰야 하는 경우가 많습니다. 처방을 몇 날 며칠 고심하기도 하고 환자분께 계속 전화를 걸어 경과를 수시로 확인하기도 합니다.

오늘은 아주 멋지게 정중앙에 과녁을 맞힌 분을 소개할까 합니다. 양궁으로 치자면 카메라 렌즈를 맞춘 격이라고나 할까요. 벌겋게 상기된 불안한 얼굴을 한 50대 여자 환자분을 만났습니다.

그분은 절룩절룩하며 들어오시더니 진료실 의자에 앉기도 전에 양말을 훌러덩 벗고 제 앞에 턱 내밉니다. 제 입에서 아이고 소리가 먼저 나네요. 두꺼운 발바닥 피부가 다 벗겨져서 속살이 드러난 상태였습니다. 벌건 속살 옆으로 크루아상 마냥 겹겹이 계속 피부가 벗겨지는 중이었습니다. 발을 좀 자세히 볼까 하는 와중에 손을 턱 내미는데 손바닥 피부도 반 이상이 벗겨진 상태였습니다.

"원장님, 이거 도대체 뭐예요? 3년 전에 발뒤꿈치에 좁쌀 같은게 생기더니 그게 퍼지면서 다 벗겨지고 갈라지고 이렇게 되는데 쓰라리고 따갑고 가만히 있어도 화끈거려서 살 수가 없어요."

"3년이나 되셨어요? 손으로도 점점 퍼지고 있고요?"

"네, 병원 약 안 먹으면 손등도 다 벗겨지고 발바닥이 아파서 걷지도 못해요. 근데 약을 먹어도 조금씩 점점 번져요. 이것 때문에 하던 일도 그만두고 집에만 있고 외출도 못 하고 집안일도 못 하고 아무것도 못 하고 살고 있어요."

"병원에서는 뭐라고 진단을 내리시던가요?"

"세 군데 중에 두 군데에서는 농포성 건선이라고 하고, 다른 데서는 곰팡이균이라고 했어요."

환자분은 무려 3년간 주 1~2회 스테로이드 주사를 맞고 독한 피부과 약을 복용하고 있었습니다. 스테로이드, 항진균제, 항히스타민제 등등… 물론 스테로이드 연고도 사용하고 있었고요. 지독한 변비도 늘 함께였다고 했습니다.

난치성 피부질환에 3년간 지속된 스테로이드 치료. 아주 난제를 만났습니다. 어렵지만, 이대로 스테로이드 치료를 계속하는 것은 답이 아닌 것을 저도 알고, 환자분도 알기에 치료를 시작해봅니다.

난치성 피부질환은 처방도 중요하지만, 스테로이드를 치밀하게 조금씩 서서히 줄여나가는 것이 무엇보다 중요합니다. 어혈을 풀고, 피부와 함께 장상태를 개선시키는 한약을 처방하면서 1단계로 스테로이드 주사를 중단, 2단계로 연고를 중단, 3단계로 내복약을 서서히 감량하는 스케줄을 짜서 치료에 전념했습니다. 보름씩 열한 번의 처방을 했습니다.

마지막에는 증상이 한 톨도 남지 않고 뽀얗고 깨끗한 손발로 치료를 마무리했습니다. 스테로이드 주사, 연고, 먹는 약 모두 중단한 상태로 말이지요. 환자분은 치료를 잘 마친 뒤 직장도 다시 다니고 정상적인 생활을 할 수 있게 되었다고 합니다.

한의학을 공부하면서 '내가 환자의 인생을 바꿀 만한 의미 있는 치료를 할 경험이 있었으면 참 감사하겠다' 늘 생각했는데 이분은 저에게 그런 경험을 선사해주신 감사한 분이었습니다.[91][92][93][94]

---

91) 이규영, and 홍철희. 〈수장족저농포증 치험 1례〉 한방안이비인후피부과학회지 제 26.4 (2013)

92) 정유진, 윤화정, and 고우신. 〈박탈성 피부염의 한방 치험 1례〉 한방안이비인후피부과학회지 제 27.3 (2014).

93) 양지은, 이기훈, and 장규태. 〈여성 수장족저농포증 환자 치험 3례〉 대한한방부인과학회지 28.4 (2015): 97-105.

94) Li, Nuo, et al. 〈Efficacy of externally applied Chinese herbal drugs in treating psoriasis: a systematic review〉 Chinese journal of integrative medicine 18.3 (2012): 222-229.

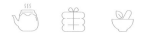

눈이 건조하게 아프고,
찢어질 듯한 통증이 있어요

- 안구 건조증

요새 들어서는 스마트폰, 컴퓨터 때문에 눈질환, 안구 건조, 시력 저하, 심지어 조기 백내장, 녹내장에 이르기까지 눈질환을 앓는 분들이 많아졌습니다. 컴퓨터가 없으면 업무를 볼 수가 없고, 일하지 않을 때는 스마트폰으로 인터넷을 하거나, 침대에 누워서도 스마트폰을 보면서 눈을 혹사시키는 분들이 많습니다.

이러한 환경은 눈의 피로를 야기해서 안구 건조증이 생기기 쉽습니다. 안구 건조증이 생기면 거기서 그치는 게 아니라, 근시, 노안, 원시, 백내장, 녹내장, 황반변성과 같은 퇴행성 질환이 동반됩니다.

29세의 여성인 A씨는 평상시 목, 어깨결림으로 치료받다가 한 달 만에 다시 내원하셨습니다. 1~2주 전부터 눈의 통증, 충혈을 호소하고 있었습니다.

"눈에 통증이 있어서 눈을 못 뜨겠어요. 렌즈를 안 끼면 뻑뻑하고, 건조하면서 아프고, 찢어질 듯한 통증이 있어요. 렌즈를 끼면 이물감이 심하고, 충혈이 심해져요."

눈곱은 많이 생기지 않고, 눈의 통증은 아팠다, 안 아팠다를 반복하고, 살짝 충혈되어 있습니다. 눈을 살짝 눌러보면서, 안구의 압력을 확인해봤습니다. 안구 주변을 눌러보니 약간의 압통을 호소합니다. 이런 경우 녹내장을 의심해야 하는 경우도 있어 환자에게 안압의 측정 여부를 물어봤습니다.

"안과에서 안압 측정은 해보셨나요? 시야가 좁아진 것은 없죠?"

"네. 안과에서 안압은 정상이라고 했어요. 시야 검사도 아직 정상이라 인공눈물을 넣어보고, 한 달 있다가 다시 와보래요."

이 경우는 녹내장이나 결막염이 아니라 안구 건조증으로 인한 통증인 경우가 많습니다. 안구 건조증은 눈물 분비가 부족해서 생기기도 하지만, 지나치게 과다하게 생산되어 야기되는 경우도 있습니다. 눈물은 수분과 유분의 두 가지 성분으로 되어 있는데 수분, 유분의 균형이 깨져도 안구 건조증이 생깁니다. 눈 표면의 염분 증가로 각막과 결막의 상피세포 손상으로 눈의 이물감, 가려움, 눈이 타들어가는 듯한 통증, 바늘로 찌르는 듯한 느낌, 빛에 대한 민감함, 만성적인 충혈과 다양한 양상의 통증과 피로감이 생기게 됩니다.

"많이 힘드셨겠네요. 눈 주변의 근육을 풀어주고, 압력을 낮춰주는 처방을 해드리겠습니다. 일주일에 두세 번 정도 침 치료를 같이 하세요. 잘 아시겠지만, 스마트폰은 최대한 덜 보시고, 눈을 자주 깜빡이는 것도 도움이 됩니다. 그리고 거북목으로 인해서 경추 주변의 근육의 문제들은 눈 쪽으로 연관통을 잘 일으키기 때문에 자세도 신경을 써주시면 더 좋겠지요?"

잔뜩 찌푸린 눈에 피로와 예민한 몸 상태가 그동안의 고통을 보여주고 있습니다. 2주 정도 치료하면서 눈의 통증도 많이 줄어들고, 인공눈물을 넣는 횟수도 점차 줄어들었습니다. 눈 주변의 부종과 압통도 줄어든 상태였습니다. 에어컨 바람을 맞으면 통증이 심해서 심할 때는 에어컨을 피해 다녔는데 지금은 통증이 많이 호전되었습니다. 한 달 정도 지나고 나서 어느 날, 환자분은 안경을 벗고 내원하셨습니다.

"통증 때문에 렌즈를 한동안 못 껴서 안경을 쓰고 다녔는데, 며칠 전부터는 렌즈를 껴도 통증이 없어요."

'몸이 천 냥이면 눈은 구백 냥'이라는 말은 흔히 듣는 이야기입니다. 아프기 전까지는 또는 잃기 전까지는 자기가 가진 것이 얼마나 소중한지 잘 모르는 경우가 많습니다. 안구 건조증을 비롯해서 스마트폰 시대의 눈질환은 대부분 눈의 과로로 인한 경우가 많습니다. 잔소리로 들리더라도 소중한 것은 잃어버리기 전에 좀 더 아껴 쓰셔야 한다고 이야기하고 싶습니다. 눈을 좀 쉬게 해주세요. [95][96][97][98]

95) Kim, Tae-Hun, et al. 〈Acupuncture for the treatment of dry eye: a multicenter randomised controlled trial with active comparison intervention (artificial teardrops)〉 PLoS One 7.5 (2012): e36638.

96) Lee, Jun-Hwan, et al. 〈Acupuncture for dry eye syndrome after refractive surgery: A randomized controlled pilot trial〉 Integrative medicine research 10.1 (2020): 100456.

97) Lee, Chang Woo, et al. "안구 건조증 환자 43례의 침 치료 효과에 대한 임상적 연구〉 Journal of Korean Acupuncture & Moxibustion Society 27.6 (2010): 85-94.

98) 허광호, 박영회, and 금동호. 〈상부경추 추나 및 두개저 이완기법을 적용한 안구 건조증 치험 2례〉 한방재활의학과학회지 21.2 (2011): 299-307.

제목	구분	내용
해당 증상에 대해 의심 가능한 질환	양방	안구 건조증은 건성 각결막염이라고도 불립니다. 다래끼, 백내장, 녹내장, 황반변성 등의 안구질환에서도 안구의 불편함이 있을 수 있으나, 일반적으로 안구 건조증은 검사상 이상 없는데도 불구하고 느껴지는 안구 통증, 불편감, 이물감을 통칭하는 질환입니다.
	한방	안구 건조증의 원인은 스트레스, 노안, 장시간의 TV 시청이나 독서, 스마트폰 사용과 같은 눈의 과도한 사용이 원인이 됩니다.
해당 질환의 경중		안구 건조증은 눈의 건조함 뿐만 아니라 통증, 가려움, 이물감, 충혈 등의 증상이 동반됩니다. 녹내장, 백내장, 황반변성 등의 다른 질환의 유무를 확인해야 합니다.
병의 진단 과정	한·양방	일반적인 안과 진찰 및 검사를 통해 기저 질환을 감별하며, 눈물 분비량을 측정하는 쉬르머 검사, 최근에는 세극등 현미경 검사, 눈물막 안정성 검사를 시행하기도 합니다.
생활습관 개선으로 증상 완화하는 방법, 예방하는 방법		손을 비벼서 마찰열을 발생시킨 후 눈을 마사지해주거나, 눈 주변 경혈(정명, 찬죽, 승읍 등)을 두드려주고 자극해주는 것이 도움이 됩니다. 최근에는 과도한 스마트폰 사용이 원인이 되기 때문에 IT 기기를 너무 오래 사용하거나, 어두운 곳에서의 독서, 폰 사용은 피해야 합니다.

제목	구분	내용
생활습관 개선으로 증상 완화하는 방법, 예방하는 방법		안구를 위아래, 좌우, 시계 방향, 반시계 방향으로 돌려주는 안구 운동이 도움이 됩니다. 눈을 자주 깜빡여주는 습관을 들이는 것이 좋습니다.

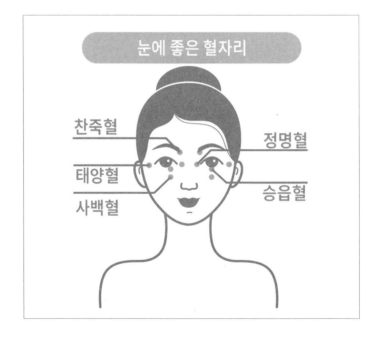

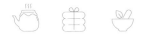

숨이 잘 안 쉬어져요

- 공황장애

미세먼지가 많아지고, 코로나 때문에 마스크를 쓰고 있다 보면 숨이 아주 답답하지요. 가끔 교외로 나가서 산림에 들어가서 산책하면서 숨을 쉬다 보면, 맑은 공기로 숨 쉬는 것이 얼마나 고마운 일인지 느끼게 됩니다.

매일 자연스럽게 쉬어야 하는 호흡이 불편해지는 사람들도 있습니다. 만성폐쇄성 폐질환(COPD) 환자나 천식 환자는 당연히 만성적인 호흡곤란에 시달리기도 하지만, 검사에서는 큰 이상이 없는데 호흡이 불편한 증상을 가진 환자분들도 많습니다. 감기 후에 생기기도 하고, 알레르기 때문에 생기기도 하며, 스트레스, 외상에 의해서 생기기도 합니다. 천식이나 심장질환도 아니고 내과적인 이상이나 외상도 없는데, 호흡이 안 되는 경우, 극단적으로 가면 이 형태가 공황장애의 일종이 됩니다.

32세 S씨는 성악을 전공하는 분으로, 곧 이탈리아 유학이 예정되어 있었습니다. 그런데 유학을 준비하던 어느 날인가부터 가슴이 답답하고, 숨이 안 쉬어지는 증상을 호소하던 중 내원했습니다.

"가슴이 답답하고, 숨이 덜 쉬어지는 느낌이에요. 숨 쉴 때 가슴이 아프기도 해요."

검사에서는 이상이 없다고 하고, 소화도 잘되며, 식사도 잘하고, 잠도 잘 자지만, 갑자기 숨이 불편해지면, 가슴이 아프고, 숨이 안 쉬어진다고 했습니다. 이러한 증상이 하루에도 몇 번씩 생겼습니다. 정신건강의학과에서 공황장애 진단을 받고, 약을 먹고 있던 상태였습니다.

진찰해보니, 체온, 혈압은 정상 범위였고, 맥박도 74회로 정상이었지만, 1분에 20~24회 정도의 짧은 호흡이었고, 흉곽이 제대로 벌어지지 않는 양상이었습니다. 호흡이 짧은 것을 단기(短氣)라고 하고, 흉곽이 제대로 벌어지지 않는 상태를 결흉(結胸)이라고 합니다. 진단은 단기로 인한 호흡곤란, 공황장애로 볼 수 있었습니다. 한약 처방을 해드리고, 2~3일에 한 번씩 침 치료를 받을 것을 권해드렸습니다.

소개로 내원하셨지만, 이런 조그마한 한의원에서 자기의 증상을 치료할 수 있을지, 냉소적인 말투와 의심이 많은 눈초리입니다.

"이거 먹고 좋아져요?"

이런 질환에서는 의사와 환자와의 라포르가 중요하기 때문에 일단 차근차근 다시 설명해드렸습니다.

"호흡근의 긴장으로 인한 증상입니다. 단기라고 해서 짧은 호흡을 1분에 20회 넘게 하시고, 흉곽이 잘 확장되는 호흡을 못 하시네요. 한약은 숨을 편하게 쉬도록 유도해줘서 몸의 회복을 돕습니다. 유학 준비로 스트레스가 많으신 것 같은데, 회복을 위해서 할 수 있는 것은 해봐야 하지 않겠어요?"

이런 의심 많고, 까칠한 환자분들은 마음이 부정적이기 때문에 치료의 순응도도 낮아서 치료가 까다로운 경우가 많습니다.

이분은 3일 동안 약을 먹고 3일 후에 내원하셨습니다.

"조금 좋아진 것 같기는 한데, 아직도 좀 숨이 불편해요. 언제 나아요?"

"이제 3일 지났으니, 출국 전까지는 꾸준히 치료해보죠."

2~3일에 한 번씩 침을 맞고, 오실 때마다 약 처방을 해드렸습니다. 한 달 반가량 한약을 복약하고, 침 치료하면서 숨 쉬기가 편해지고, 호흡이 곤란해져 오는 발작 횟수도 줄어들었습니다. 호흡수나 양상도 짧은 호흡, 1분에 20회가 넘는 호흡에서 1분에 12~15회 정도로 정상범위 안에 들어왔습니다.

"요새는 숨이 멎을 것 같은 발작은 안 나는데, 유학 가서 이런 증상이 생기면 어떡하죠?"

호흡수나 양상은 정상으로 돌아왔지만, 아직 불안한 마음을 호소합니다. 유학을 떠나기 일주일 전 마지막으로 치료하고, 상비약으로 일주일분을 더 처방해드렸습니다. 환자분은 예정대로 유학을 떠났고, 그 이후 잘 지내고 있다는 소식을 듣게 되었습니다.

가벼운 공황장애로 인해 숨이 안 쉬어지는 증상은 심폐질환의 문제가 아니라면 호흡 보조근의 문제를 확인해서 신체적인 위화감을 해결해주는 한의학적인 접근 방식이 도움이 되기도 합니다.[99)100)101]

공황	공황발작	공황장애
실제로 생명에 위협을 받는 상황에서 누구에게나 정상적으로 나타날 수 있는 몸의 반응	위협을 느낄 만한 상황이 아닌데도 불구하고 위협을 느끼는 상황과 같은 반응을 일으키는 병적인 증상	예기치 않은 공황 발작이 반복적으로 발생하며, 증상이 발현될까 봐 두려워하고 이로 인해 일상생활에 악영향이 생기는 것

99) 석선희, et al. 〈무력감과 불안정한 혈압을 호소하는 공황장애 환자에게 한방 치료 및 인지행동 치료를 병행해 호전된 1례(例)〉 동의신경정신과학회지 18.3 (2007): 193-207.
100) 김보경, and 이상용. 〈공황장애환자 1례에 대한 임상적 고찰〉 혜화의학 6.1 (1997): 111-122.
101) Oh, Kichul. 〈A Clinical report on Panic Disorder with Nausea treated by Shihosogantang-gami〉 The Journal of the Korean Medicine Diagnostics 16.3 (2012): 59-68.

제목	구분	내용
해당 증상에 대해 의심 가능한 질환	양방	우울증, 히스테리, 불안장애, 성격장애 등 일반적인 정신질환의 감별이 필요할 때가 있습니다. 검사상 일반적으로 정상으로 나타납니다.
	한방	한의학에서는 칠정상, 기울의 병리로 공황장애를 나눕니다. 신경정신과적 질환은 한의학에서는 신경을 직접적으로 억제하는 약물이나 치료가 아니라, 신체적인 위화감, 불편한 사항을 해소해 불안, 우울, 정신과적 증상을 호전시키는 데 도움을 줍니다.
해당 질환의 경중		공황장애 발작이 심하거나 우울증으로 자살 충동을 느끼기도 한다면 정신과 상담 및 투약을 병행해야 하기도 합니다.
병의 진단 과정	한·양방	일반적으로 신체적인 질환이 없음을 확인하고, 상담에 의해 진단이 이루어집니다.
생활습관 개선으로 증상 완화하는 방법, 예방하는 방법		스트레스가 원인이 되기 때문에 적절한 신체 활동과 운동으로 스트레스 해소를 하는 것이 도움이 됩니다. 내쉬는 숨을 길게 내쉬도록 하고 명상을 하거나 마음을 편하게 갖습니다.

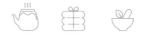

누구인가?
누가 기침 소리를 내었어?

- 만성기침

20여 년 전 방영한, 드라마 〈태조 왕건〉을 기억하시나요? 궁예가
눈을 감고, 관심법을 시전하고 있는데, 신하들은 침묵과 불안, 공포 속
에서 숨을 참고 있을 때, 그때 한 신하가 마른기침을 하고 말았죠. 궁
예가 외눈을 번쩍 뜨고 꾸짖죠.

"누구인가? 지금 누가 기침 소리를 내었어?"

이 장면은 지금도 인터넷에서 코로나 예방 사진으로 돌아다니고 있
습니다.

기침은 기도가 감염이나 또는 이물질에 의해 자극을 받아 일으키는
갑작스러운 반사작용이기 때문에 억지로 참지 못하는 경우가 많습니
다. 더구나 연주회나 조용한 도서관에서 기침을 하게 된다면 민폐 취
급을 받을 수밖에 없습니다.

하지만 진료실에서 기침 환자를 진찰해야 할 때는 기침의 양상, 소
리를 알기 위해서 기침을 유도해야 합니다. 그 과정에서 기침이 제대
로 나오면 처방은 거의 나왔다고 보면 됩니다. 가래가 있는 기침인지

없는 기침인지, 콧물은 있는지 없는지 물어보고, 말하는 과정에서 환자분이 기침하는 경우도 있고, 기침이 나오지 않으면 환자에게 숨을 들이쉬고, 내쉬도록 유도해봅니다. 들숨에서부터 화들짝 기침하는 예도 있고, 내쉬는 숨을 끝까지 유도했을 때 기침이 연속적으로 나오는 경우도 있습니다. 가래 소리와 기침이 후두부에서 나는 기침인지, 세 기관지나 폐포 쪽에서 나는 기침인지도 들어야 합니다.

"헤헴, 헤헤헤헴, 헤헤헤헤헤헴."

저는 이 기침 소리가 '소시호탕 주세요', '맥문동탕 주세요'로 들립니다. 가끔은 증상이 심해서 말을 할 때마다 기침하는 경우의 환자도 보게 됩니다.

37세의 여성 환자분 D씨가 소개를 받고, 멀리서 내원하셨습니다.

"기침이 언제부터 시작되셨나요?"

"원장님, 콜록콜록, 헤헤헴, 석 달 전부터 시작된 기침이 헤헴 헤헤 헤헴, 잘 안 멈춰요. 헤헤헤헴 꿀꺽."

코로나가 한창 확산되던 때라 기침 환자가 오면 긴장이 됩니다. 환자분도 그에 대한 염려를 알아서인지 먼저 코로나 검사를 받았다고 말씀을 하십니다.

"코로나 검사도 두 번이나 받았어요. 콜록콜록, 헤헴."

B형간염 보균자에, 간 수치 상승도 있고, 비장 비대도 있고, 과거력이 화려합니다. 코로나 검사를 두 번이나 받아도 음성이라는 말에 안도할 수 있었습니다. 가래 소리도 약간 들리고, 역류성 후두염 양상의 기침임을 단번에 알아낼 수 있는 양상입니다. 구강 상태를 확인해보니

목젖 아래 거품 같은 타액이 덕지덕지 모여 있고, 구강에 위산이 역류 되었던 흔적들이 보입니다. 기관지를 가까이 촉지할 수 있는 천돌혈을 자극하니 여지없이 기침이 나옵니다.

"말을 많이 하시고, 식습관도 불규칙하시겠네요. 이럴 때 쓰는 좋은 약이 있습니다. 약을 복용하면, 서서히 회복되실 것입니다" 하고 바로 처방을 쓰고 되도록 빨리 약을 달여서 보내드리도록 조치했습니다. 2주가 지나고, 환자분의 상태를 확인하기 위해서 조심스럽게 전화를 걸어봤습니다.

"원장님 덕분에 살 것 같아요. 기침도 안 하고, 속도 편해졌어요."

전화상으로 호흡을 여러 번 유도하고 천돌혈을 세게 누르도록 유도 해도 기침이 나오지 않는 것을 확인했습니다.

"제가 거리가 멀어서 가지는 못할 것 같고, 알레르기가 있어서 콧물 이 좀 나오는데 그것도 같이 치료해주세요."

"호흡을 유도해보니 기침을 안 하시네요. 거기 움푹 팬 천돌혈을 만 져보세요. 많이 좋아지셨네요. 오래된 기침에는 한약이 좋습니다. 알 레르기, 콧물에도 좋은 약이 있으니 같이 보내드릴게요."

지하철을 타거나, 극장에서 가끔 기침 소리가 들리면 저는 그 기침 소리를 향해 귀를 쫑긋 세웁니다. '아, 귤피죽여탕이네', '배농산이네.' 그럴 때, 기침하는 분을 찾아가서 "귤피죽여탕이라는 기침에 좋은 한 약이 있는데 드셔보세요"라고 말하면 너무 오지랖이겠죠?[102][103][104]

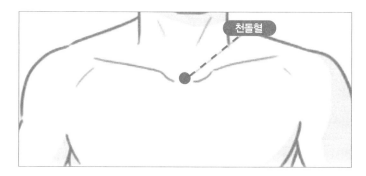

천돌혈

출처 : MBN 〈엄지의 제왕〉

102) 안가영, et al. 〈9월 춘계학술지 _ 포스터 발표 _ 자하거 약침과 한약 병행 투여 후 만성기침과 가래 증상이 호전된 환자 2례〉 The Journal of Internal Korean Medicine 267 (2010): 273.

103) 이준환, et al. 〈五積散合生脈散으로 호전된 위식도 역류에 의한 만성기침 환자 3례〉 대한한방내과학회지 제 38.4(2017).

104) 김현진, et al. 〈한약 치료가 Angiotensin Converting Enzyme Inhibitor를 복용 중인 고혈압환자에게 부작용으로 나타나는 乾咳에 미치는 영향〉 대한한의학회지 31.1 (2010): 162–173.

제목	구분	내용
해당 증상에 대해 의심 가능한 질환	양방	기침의 흔한 원인은 상기도와 하기도, 폐를 포함한 호흡기질환에서 흔하게 나타납니다. 후비루나 위식도 역류질환에 의해서도 기침이 유발됩니다. 담배와 같은 외인성 물질 흡입에 의해서도 기침이 발생할 수 있으며, 혈압약 중에 ACE 억제제와 같은 약물도 기침의 원인이 되기도 합니다.
	한방	한의학에서는 가래의 동반 유무, 가래의 성상, 기침의 양상, 호흡곤란의 동반 양상, 소화기 계통의 문제, 알레르기의 문제 등에 따라 분류해 치료합니다. 《동의보감》에서는 기침을 '해수(咳嗽)'라 해서, 그 원인과 증상에 따라 '한수(寒嗽)', '화수(火嗽)', '노수(勞嗽)', '식적수(食積嗽)', '담수(痰嗽)', '야수(夜嗽)', '천행수(天行嗽)' 등으로 분류했습니다. 유행성 독감은 천행수에 해당하며, 역류성 식도염으로 인한 기침은 식적수라고 해서 식사와 관계됨을 인식했습니다.
해당 질환의 경중		가벼운 기침은 일상생활에 장애를 주기도 하지만, 객혈을 동반하거나 호흡곤란, 천명음을 동반하는 기침이라면 천식, 만성폐쇄성폐질환(COPD), 폐암과 같은 기저질환의 유무를 확인해볼 필요가 있습니다. 기침을 너무 심하게 하거나 오래 하는 경우 호흡 보조근의 긴장으로 흉통, 요통, 경항부의 통증을 동반하기도 합니다.

제목	구분	내용
병의 진단 과정	한·양방	기침 양상에 따라 필요한 경우 방사선 검사, 내시경 검사 또는 알레르기 검사가 필요할 수 있습니다. 기저질환이 있는 경우에는 객담 도말 검사, CT, MRI 검사와 같은 추가적인 심층 검사가 필요할 수 있습니다.
생활습관 개선으로 증상 완화하는 방법, 예방하는 방법		미세먼지, 외인성 물질이 자극되지 않게 공기청정기 및 환기를 자주 하고, 공기가 너무 건조하지 않게 가습기를 사용하고 따뜻한 차를 마시는 것이 도움이 됩니다. 배, 도라지 같은 음식이 도움이 되지만, 아주 큰 효험이 있지는 않습니다. 오히려 오미자차 같은 것이 도움이 됩니다.

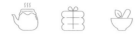

다리 굵기가 다르시네요
- 발목이 자주 삐끗하는 이유

발목이 삐끗하면 한의원 치료가 효과적이라는 것은 상식이죠. 단순 염좌에는 침 치료만으로도 효과적이지만, 염좌인데도 부종이 심하거나, 발목을 자주 삐끗하는 경우에는 한약 치료를 병행하면 매우 효과적입니다.

"오늘도 발목을 삐끗했어요."

근처 상가의 30대 여직원 A씨가 오늘도 침을 맞으러 왔습니다.

"일주일에 한 번 정도 자주 삐끗해요. 발도 자주 부어요. 살이 쪄서 그런가 봐요. 호호호."

"그러게요. 지난주도 삐끗하시고, 좀 문제가 있네요."

"지난주에 MRI 검사를 했더니 뼛조각이 안 붙고, 물이 차 있다고 들었어요. "

"일반적으로 삐끗하는 부위도 아프지만, 발목을 젖히는 힘줄도 아프시네요."

발목이나 허리가 아프다고 할 때 아픈 통처를 확인하는 것은 중요합니다. 왜냐하면 인대가 아픈 것인지, 뼈가 아픈 것인지에 따라 아픈 통증을 호소하는 부위가 달라지기 때문입니다. 발목 인대 상태를 체크하고, 좌우를 비교해봅니다.

"왼쪽 종아리가 오른쪽이랑 근육량의 차이가 크게 나네요."

"어머, 그러네요. 언제부터인가 종아리가 다르다고 생각해서 저는 왼쪽만 살찌는 줄 알았는데…."

발목을 자주 삐끗하는 분들을 진찰할 때는 종아리, 무릎 심지어 허리의 문제까지 확인해보는 것이 좋습니다. 만성적으로 삐끗한다는 것은 보행 패턴에 문제가 있다는 것이고, 이 보행 패턴의 문제는 어딘가에 흔적을 남기기 마련입니다. 이분은 종아리를 살펴보니 종아리의 굵기가 확연하게 달랐습니다. 오래전에 다리를 다친 적이 있어서 깁스하고 난 후 다친 쪽을 덜 사용하게 되면서 근육량이 감소했습니다. 그러다 보니 양쪽 다리의 근육량 차이로 균형 장애가 생겨 발목을 자주 삐끗하게 된 것으로 추정됩니다.

"양측 다리의 근육량 차이가 나면, 몸의 균형을 맞추는 데 애로사항이 생기겠죠. 그 균형을 맞추기 위해 한쪽 다리를 끌거나 다리에 힘이 달라지면서 자주 삐끗하실 거예요. 인대성 통증과 좌우 불균형으로 인한 신경통을 해결하는 한약 치료를 병행하는 것이 도움이 됩니다."

만성적인 발목 통증은 침치료도 좋지만, 한약을 병행하는 것이 좋습니다. 발목 주변의 만성적 염증의 형태는 발목 주변에 병리적 흔적을 남기고, 그로 인해 만성적인 통증을 만들기 때문입니다.

A씨는 한 달 정도 한약을 복용하고 주 2회 침 치료를 병행하면서,

자주 삐끗하던 발목도 괜찮아지고, 걷고 나서의 부종도 덜해졌습니다.

"요새는 발목을 삐끗하지도 않고, 아프지도 않아요. 저녁에 발이 띵띵 붓는 것도 덜 해요. 이번에는 살 빼는 약으로 지어주세요."

치료하고 한약을 드시면서 종아리 굵기가 차이가 2cm 정도 차이가 나던 게 1cm 정도로 줄어들고, 발목 통증도 덜 호소하십니다.

오래되거나 반복적인 발목, 다리 통증, 허리 통증, 균형 장애는 좌우의 다리 근육량도 차이가 나는 경우가 종종 있습니다.[105][106]

---

105) You TS, Park DS, Kang SK. 〈Clinical observations on treatment of ankle-sprain〉 J Korean Oriental Med. 2004;21(1):169.

106) Kim SL, Hong KW. 〈The clinical observations of 3 cases of metatarsal tendinitis treated with anti- inflammatory herbal acupuncture〉 Journal of Pharmacopuncture. 2007;10(1):157-62.

제목	구분	내용
해당 증상에 대해 의심 가능한 질환	양방	부종이 많이 심하거나, 체중 부하 시 통증이 과도한 경우, 흔하지 않은 부위의 통증인 경우, X-Ray 검사를 통해 골절 유무를 확인해볼 필요가 있습니다.
	한방	발목 통증이 반복적으로 오래된 경우는 관절 변형, 관절 주변의 부종이 잘 사라지지 않으며 이는 한의학에서 담음, 어혈성 통증으로 진단합니다.
해당 질환의 경중		갑작스럽고 과도한 부종과 통증은 인대 손상의 정도가 심함을 의미합니다.
병의 진단 과정	한·양방	부종이 매우 심하거나, 체중 부하 시 통증이 과도한 경우, 흔하지 않은 부위의 통증인 경우, X-Ray 검사를 통해 골절 유무를 확인해볼 필요가 있습니다.
생활습관 개선으로 증상 완화하는 방법, 예방하는 방법		체중의 부하가 걸리지 않게 깁스나 반깁스가 필요한 경우가 있고, 가벼운 경우는 발목 보호대라도 착용해야 합니다. 'RICE(Rest/Ice/Compression/Elevation)'라고 해서 최대한 안정시키고, 차가운 찜질을 하며, 압박, 거상시키는 것이 좋습니다. 부종이 심해지지 않고 줄어드는 것을 확인하고 나서부터 따뜻한 찜질을 합니다. 과도한 운동이나 체중 부하가 실리는 운동은 피해야 합니다.

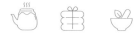

다리에 힘 생기는 약을 지어주세요!
두 돌 지나도 못 걷던 아이

- 발달장애

소아 보약은 아이들이 잘 먹고, 잘 자고, 잘 싸게 도와줘서 성장에 도움이 되는 약으로 구성됩니다. 한 가지를 더 붙이면 '숨을 잘 쉬게' 하는 것도 한약의 기능입니다.

단골 환자 B씨의 딸인 C양은 두 돌이 지났는데도 아직 혼자 서 있는 것을 잘 못 하고, 보행도 잘하지 못하는 상태였습니다. 당연히 언어 발달도 좀 느린 편이어서 '엄마, 아빠'와 같은 짧은 음절의 단어만 하거나, 자기 의사 표현을 몸짓이나 보챔, 짜증의 형태로 표현하고 있었습니다. 소아과 병원에서 검사를 한 결과, 발달장애는 아니고, 이상은 없다고 했습니다.

"병원에서는 발달장애는 아니라고 하는데, 아이 다리에 힘이 아직 안 들어가서 잘 못 걷네요. 다리에 힘이 들어가는 약을 지어주세요."

"그러시군요. 당연히 지어드려야죠. 아이를 한번 볼게요."

아이의 전신을 일단 눈과 손으로 스캔해봅니다. 다리 근육도 만져보고, 배도 만져보고, 병리적 단서들을 찾아봅니다.

보통 영아들은 대근육이 먼저 발달하면서, 6개월부터 14개월까지는 기어 다니고 앉을 수 있고 14개월 무렵에는 스스로 일어서며 걸을 수도 있는 게 일반적입니다. C양은 아직 많이 못 걸어서 그런지 다리 근육은 가는 편이었고, 다리에 힘이 안 들어가서 몇 걸음 못 가서 기어가는 패턴을 보였습니다.

아이는 맞벌이 때문에 엄마, 아빠랑 떨어져서 1년간 평일에는 할머니 댁에서 컸다고 합니다. 그러다 보니 분리불안도 심한 편이었고, 야제증이라고 해서 밤에 잠도 잘 안 자고 보채는 증상이 있었습니다. 호흡도 내쉬는 호흡이 들이마시는 호흡에 비해 짧았고, 불편해 보이는 양상입니다. 호흡이 이렇게 짧으면 수면의 질이 낮아 성장에 악영향을 미칩니다. 거기에 짧은 호흡으로 생활하면 스트레스와 긴장감, 불안감까지 생기기 쉽습니다. 이런 경우에는 일반적인 소아 보약도 도움이 되지만, 호흡을 개선시켜주는 처방을 하면 아이가 덜 보채게 되고, 활동력도 좋아지면서 성장 및 발달장애에 도움이 됩니다.

2주 정도 지나서 보호자분이 다른 치료를 받으러 왔다가 딸아이의 상태에 약간의 불평을 합니다.

"우리 딸아이 활동량이 엄청나게 많아졌어요. 약 먹기 전보다 더 산만하고, 잠도 잘 안자요."

"그러시군요. 호흡이 개선되고 신체적 상황이 개선되면서 활동량이 많아진 것으로 추정됩니다. 약을 좀 더 먹으면 더 좋아지고, 다리에 힘도 생길 겁니다"라고 말씀드렸습니다.

두 달 후, 아이와 같이 들어오는 모습을 보며 제 입가에 흐뭇한 미소가 생깁니다. 매번 아빠 품에 안겨 오던 C양이 이번에는 걸어서 내원했습니다.

"아이가 한약을 먹고 처음에는 엄청 산만해서 힘들었는데, 한 달째부터는 잘 걸어요. 감기도 매일 달고 살았는데, 한약 먹는 동안은 감기도 안 걸렸어요. 한약을 더 지어주세요."

그 후로 이사 가서 한참 보이지 않다가 2년 만에 아빠를 따라서 온 C양이 벌써 5세가 되었네요. 키도 많이 크고, 잘 걷고, 수줍은 꼬마 아가씨가 되었습니다.[107][108][109]

---

107) 유선애. 〈발달장애 아동의 한약 치료에 관한 치험 2례〉 대한한방소아과학회지 25(2011) : 39-54

108) 이유경. 〈行遲로 진단된 하지부 운동발달지연 환아의 치험 1례 보고〉 대한한방소아과학회지 21(2007): 215-221

109) 윤영주. 〈뇌성마비로 인한 발달지연 아동의 한방 치료 3례〉 대한한방소아과학회지 31(2017) : 82-91

제목	구분	내용
해당 증상에 대해 의심 가능한 질환	양방	발달장애는 염색체 이상에 의한 유전적 원인, 출생 후에 발생한 뇌손상을 비롯한 각종 신체질환, 환경적 요인이 원인이 됩니다.
	한방	한의학에서는 발달장애를 오지(五遲)의 병태로 보고 있습니다. 오지(五遲)는 입지(立遲), 행지(行遲), 발지(髮遲), 치지(齒遲), 어지(語遲)라고 해서 모발과 치아 발생, 보행, 언어의 발달이 정상아에 비해 1년 이상 늦는 증상을 말합니다.
해당 질환의 경중		단순히 또래보다 행동이나 언어 습득이 느린 아이도 있지만, 대뇌를 포함한 중추신경계의 이상이 있거나 유전적인 문제가 있는 경우는 장애를 남기기 때문에 발달장애를 보이는 경우 세심한 관찰이 필요합니다.
병의 진단 과정	한·양방	언어 습득이나 운동 발달의 속도는 사람마다 차이가 크고 양상이 다르기 때문에 획일적인 기준으로 볼 수는 없습니다. 발달장애는 지속적인 관찰과 반복적인 검사를 통해 이루어집니다.
생활습관 개선으로 증상 완화하는 방법, 예방하는 방법		가정에서는 아이와의 상호작용을 늘리고, 정서적인 지지를 해주는 것이 필요합니다. 신체적인 자극을 주는 놀이, 정서적인 지지의 대화, 미술, 음악과 같은 다양한 자극은 발달장애 아동에게 도움이 됩니다.

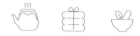

시험 때마다 너무 긴장해서
며칠 동안 아무것도 못 먹어요
- 시험 전 긴장증

가끔 시험 보는 꿈을 꾸거나 수능을 다시 보는 악몽을 꾸어보신 적이 없나요? 시험 스트레스나 시험 긴장, 불안은 오히려 공부를 잘하는, 더 잘하고 싶은 사람들에게 더 생기는 경우가 많습니다. 긴장하다 보면 자율신경계에 이상이 생겨서 두근거림, 두통, 복통, 불안, 다양한 증상이 생기기도 합니다. 한의원에 수험생 보약을 지으러 오는 분 중에는 수능 시험을 앞둔 고등학생도 있지만, 자격증 또는 직장에서의 승진 시험 때문에 공부하다가 내원하시는 분들도 많답니다.

수험생들은 기본적으로 비슷한 병리를 보이기 마련입니다. 첫 번째는 한 자세로 너무 오랜 시간 앉아서 공부하다 보니 척추와 어깨, 승모근이 굳어서 생기는 피로감을 호소하는 경우가 많습니다. 두 번째는 스트레스와 긴장으로 인해 자율신경의 조절이 안 되어 신체적으로 나타나는 복합적인 전신 증상이고, 세 번째는 비염이나 안구 건조 같은 뇌와 얼굴 주변의 문제로 생기는 집중력 저하 현상입니다.

친구가 한의원에 온다길래 따라오셨다는 아주머니가 고3 수험생인

딸 H양에 대해 상담을 요청해옵니다.

"우리 딸아이는 시험 때마다 중간에 배가 아프고, 설사해서 시험 날은 전날부터 밥도 안 먹어요. 모의고사 보는 날은 종일 아무것도 안 먹어서 며칠간은 거의 탈진해요."

"엄청 긴장을 잘하는 완벽주의 성향을 가진 아이겠네요. 손에도 땀이 많고, 배도 만져보면 딱딱할 거고요. 머리도 가끔 아프고, 짜증도 잘 낼 테고, 한번 데리고 오세요."

"맞아요. 평상시에도 엄청 긴장하는데, 가족들이 다 걔 눈치만 봐요."

다음 날 저녁, 진료 시간에 아이를 데리고 오셨길래 진찰을 했습니다. 처방의 윤곽은 이미 정해져 있었지만, 확인차 머리도 만져보고, 배도 만져봤습니다. 배는 탄력이 없이 딱딱하고, 손발은 찬데, 땀이 나서 축축하고, 꼼꼼한 성격인 이런 타입은 자율신경계 긴장으로 인한 증상이 평상시에는 두근두근 긴장형 반응으로 잘 나타납니다. 그러다가 내장평활근의 긴장이나 운동이 과해지면 갑작스러운 복통, 설사가 나타나게 됩니다.

하나의 처방으로 모든 것을 커버해주면 좋겠지만, 평상시에 주는 약과 예견되는 상황이 생겼을 때 먹는 약은 좀 달라야 했습니다. 그래서 복통이 시작되는 상황에 대비해서 B약을 추가로 처방해드렸습니다.

"평상시에는 이 A약을 먹고, 시험 전날이나 배가 아프기 시작하면 B약을 먹어요. 침을 맞으러 오면 좋겠지만, 고3이라 시간이 없으니 이 약만 잘 챙겨 먹어도 좋아질 거예요."

A약은 평상시 머리를 맑게 하는 총명탕과 같은 역할을 하는 약이고, B약은 자율신경계 긴장으로 인해 생기는 긴장성 복통에 쓰는 약이었습니다.

어머니가 다시 들려서 2차 처방을 받기 위해 내원했습니다.

"시험을 보기 전에 자주 아프고 두근거리던 것도 줄었네요. 시험 날 배가 아픈 것도 없어졌어요. 감사해요."

이후로도 수험생 시기의 건강관리를 도와주면서 수도권의 SKY 대학에 입학할 수 있었습니다. 한의원에는 수험생의 건강관리에 관해서도 도움을 드릴 수 있는 것이 많습니다.110)111)112)

110) Han, Chang Woo, et al. 〈Experimental Study Trends on the Acupuncture Moxibustion Treatment for Visceral Hypersensitivity: Based on the Data of PubMed〉 Korean Journal of Acupuncture 36.2 (2019): 93–103.
111) 양경숙. 〈수지침이 과민성 장증후군 여대생의 장 증상과 정신건강에 미치는 효과〉 성인간호학회지 17.5 (2005): 802–812.
112) 박효정, and 임수진. 〈서울·경인지역사회 성인여성의 과민성 장증후군 빈도와 스트레스 정신 건강에 관한 연구〉 성인간호학회지 20.5 (2008): 685–696.

제목	구분	내용
해당 증상에 대해 의심 가능한 질환	한·양방	시험 전 긴장증은 질환은 아니나, 시험 준비 과정 중에서의 신체적 장애, 그리고 스트레스로 인해 나타나는 제반 증상을 통칭합니다. 시험 준비 과정에서 불편함을 일으키는 질환은 소화불량, 과민성 장 증상, 두근거림, 떨림, 두통, 비염, 피부질환, 실신 등 다양한 형태로 나타납니다. 그 원인의 대부분은 스트레스로 일반적으로 시험이 끝나면 증상 대부분이 소실되며, 시험 후에도 남아 있는 증상이나 질환은 해당 질환을 치료하면 됩니다.
해당 질환의 경중		수능, 내신처럼 입시를 위한 시험도 있지만, 자격증, 취업을 위한 시험, 공무원 시험, 직장 내에서의 승진 시험 등 다양한 형태의 시험이 존재합니다. 가벼운 경우는 한의원 치료로 집중력 강화에 도움을 주고, 다양한 증상의 개선을 도울 수 있는 방법이 존재합니다.
병의 진단 과정	한·양방	개인의 특성, 체질과 특정 호소 증상에 따라 문진 및 맥진을 통해서 진단합니다. 심박 변이도와 같은 자율신경 검사가 도움을 줄 수 있습니다.
생활습관 개선으로 증상 완화하는 방법, 예방하는 방법		1. 가벼운 스트레칭과 운동은 경직된 근육을 풀어주고, 스트레스 해소에 도움을 줍니다. 2. 규칙적인 수면과 생활 리듬을 갖도록 합니다. 3. 커피와 에너지 음료 등은 너무 과도하게 섭취하지 않도록 주의합니다. 4. 긍정적인 마음을 갖도록 노력합니다.

제목	구분	내용
생활습관 개선으로 증상 완화하는 방법, 예방하는 방법		5. EFT(감정자유기법) 기법이 도움이 됩니다. (신체의 특정 부분을 두드리며, 긍정적인 메세지를 되뇌입니다)

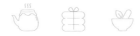

이제 어깨가 올라가서 만세할 수 있어요, 원장님 만세!

– 어깨 통증, 오십견

"원장님, 어깨 불편한 것은 한 달 정도 된 것 같은데, 3일 전부터 어깨 통증이 심해져서, 밤에는 꼼짝도 하지 못하겠네요. 진통제를 먹었지만, 그래도 많이 아파요. X-Ray에서는 그냥 염증이 있다고 하는데, 정말 어제는 새벽 3시에 통증 때문에 잠이 깨서, 아파서 눈물이 날 정도였습니다."

40대 남성 환자분이 헬스를 하다가 점점 심해지는 어깨 통증을 주소증으로 내원했습니다. 어깨 통증은 임상에서 흔히 만나게 되는 증상입니다. 가벼운 근육질환에서부터 회전근개 파열, 점액낭염, 완고한 동결견까지, 임상에서 스펙트럼이 다양한 질환입니다. 그러다 보니 2주 치료로 빨리 좋아지는 경우도 있지만, 오십견 같은 경우는 자연 경과가 1~2년이 훌쩍 넘는 경우도 많습니다.

어깨 관절낭에 염증이 심해지는 경우는 움직이지 않아도 통증이 생기기도 하는데, 이런 통증은 야간이나 새벽에 심해져 잠을 설칠 정도의 통증이 생기는 경우가 많습니다.

"어깨는 탈구나 골절, 석회성 병변 말고는 X-Ray 검사에서는 이상이 없는 경우가 대부분입니다. X-Ray를 통해서 알 수 있는 정보가 많지는 않습니다. 어깨 움직임 좀 확인해볼게요. 어깨를 한번 올려보시겠어요?"

환자분께 "어깨를 올려보세요"라고 하면, 통증이 없는 각도로 사선으로 올리면서 "저는 올리는 것은 괜찮아요"라고 하는 경우가 대부분입니다. 환자분께 '직접 올려보라'고도 하지만, 의사가 천천히 올려보면서 움직임이 가능한 각도도 체크해봐야 합니다.

환자분의 어깨를 옆구리 선에 맞춰서 옆으로 천천히 올려봤습니다. 90도가 되기 전부터 어깨에 힘이 들어가더니 90도 이상으로는 올라가지 않습니다.

"어깨가 다 올라가지 않으시네요. 움직이지 않을 때 통증이 있으시더군요. 아프고 안 올라가는 것을 통칭해서 예전에는 오십견이라고 불렀는데, 초음파나 MRI 검사를 해보면 회전근개라고 하는 것이 찢어져 있는 경우도 있고, 관절낭이 손상된 경우도 있고, 점액낭이 부어 있는 경우도 있고, 염증이 생긴 경우도 있는데, 이에 따라 세부 병명은 달라진답니다."

어깨를 만져보니 우측에 비해서 좌측이 부어 있었습니다. 어깨 인대를 촉진해보니 가볍게 눌러도 아픈 지점이 있었습니다. 이렇게 부어 있으면 어깨 주변을 지나는 신경을 자극하게 되어서 팔꿈치나 손까지 저리는 증상이 생기기도 합니다.

"야간 통증이 있고, 안 올라가는 양상이라면 치료 기간은 며칠, 몇 주가 아니라 몇 개월이 넘어가는 경우가 다반사입니다. 치료를 받지 않으면 경과가 굉장히 오래가는 경우가 많습니다.

오십견은 보통 통증기, 유착기, 회복기의 단계를 거치게 됩니다. 통증기는 6주에서 9개월 소요될 수 있으며, 어깨 운동 시 심한 통증이 있고, 야간통으로 밤에 잠을 자기가 어려운 경우도 있습니다. 2단계인 유착기에서는 어깨 동결이 와서 움직임에 제한이 생깁니다. 3단계인 회복기는 통증이 감소하고, 관절 강직이 회복되어 나아가는 기간으로, 5~26개월 정도 지속되는 것이 일반적입니다.

움직이지 않아도 어깨가 굉장히 아픈 통증기는 한약을 써서 치료하는 게 치료 기간을 단축하는 길입니다. 어깨 주변의 부종이 해결되지 않으면 통증, 특히 야간통은 쉽게 해결이 되지 않기 때문입니다. 한약을 쓰면 보통 4~10주에 걸쳐 야간 통증이 빠르게 줄어들 것입니다. 그리고 각각의 단계별로 처방을 다르게 써주면 전체적인 오십견의 경과기간을 단축하는 데 매우 효과적이고, 결과적으로 통증과 가동범위 회복에 도움을 줍니다.

"원장님, 어깨가 안 올라가면 운동을 해줘야 하는 거 아닌가요?"

"급성기 통증 시기에는 힘을 쓰는 운동을 하는 것은 좋지 않습니다. 무리해서 팔을 드는 운동을 하다 보면 오히려 야간에 통증이 심해지는 경우가 많기 때문에 움직이지 않아도 통증이 있거나, 야간통이 심한 경우는 일단 안정을 취해야 하고, 회복단계에서 수동적 운동, 관절 가동성을 확보하는 운동을 하는 것이 좋습니다."

3개월 치료를 지속하면서 좌측 어깨의 부종과 야간 통증이 줄어들기 시작했습니다.

"원장님, 이제 많이 좋아져서 밤에 아프지는 않아요. 움직일 때 아픈 것도 예전보다는 낫고요. 아직 다 안 올라가기는 하지만, 이제 좀 살 만하네요. 처음에는 밤에 아플 때 통증이 정말 무시무시했어요. 등 짚는 동작은 예전에는 못 미치지만, 아프지 않아서 살 것 같아요."

통증이 줄어들면 환자분들이 치료에 좀 느슨해지기 마련입니다.

"관절 강직과 어깨가 안 올라가는 것은 빠르게 좋아지지 않기 때문에 꾸준히 치료받으셔야 합니다."

3개월 후, 잠깐 뜸했던 환자분이 들르셨습니다.

"원장님, 이제 만세가 되네요. 원장님 만세!"[113][114][115][116][117][118]

---

113) Nam, Dong Woo, et al. 〈동결견 (凍結肩) 환자의 동서협진 치료의 임상효과 비교연구—견관절 가동운동범위 (ROM) 변화를 중심으로〉 Journal of Korean Acupuncture & Moxibustion Society 23.5 (2006): 105–113.

114) 오태영, et al. 〈동결견의 한약 치료에 대한 체계적 문헌 고찰 및 메타분석〉 Journal of Korean Medicine 29.3 (2019).

115) 이재은, and 오민석. 〈어깨 통증으로 한방병원에 입원한 환자 410명을 대상으로 한 후향적 연구〉 한방재활의학과학회지 25.2 (2015): 155–173.

116) 임수진, et al. 〈한방병원에 입원한 견통 환자들의 MRI 소견에 따른 임상적 특징, 한방치료 효과에 대한 비교고찰〉 대한침구의학회지 제31.4 (2014): 109–119.

117) Heo, Kwang-Ho, et al. 〈Correlation between the Rotator Cuff Disease Type and the Adhesive Capsulitis Development Time〉 Journal of Korean Medicine Rehabilitation 24.1 (2014): 77–82.

118) 이기언, et al. 〈한방 복합치료를 진행한 회전근개 파열 환자 치험 41 예: 후향적 관찰 연구〉 Journal of Korean Medicine 28.4 (2018).

단계	지속시간	증상
통증기 (pain stage)	3~8개월	통증이 점차 증가하고, 어깨가 뻣뻣해지며, 어깨 운동 시 심한 통증이 있습니다. 심한 경우에는 밤에 잠을 자기가 어렵습니다. 통증이 손목, 목덜미 등까지 뻗치기도 하고, 어깨 주위 근육에 심한 압통이 나타납니다.
유착기 (adhesive stage)	4~6개월	통증이 점차 감소합니다. 특히 야간 통증은 줄어드나 어깨의 강직은 증가되어 더 뻣뻣하게 느껴집니다.
회복기 (recovery stage)	1~3개월	통증이 더욱 감소하고 점차 관절 강직이 호전됩니다. 대부분은 완전히 회복되나 일부에서는 약간의 관절 운동의 제한이 남습니다.

제목	구분	내용
해당 증상에 대해 의심 가능한 질환	양방	아프고 안 올라가는 것을 통칭해서 오십견, 동결견이라고 하지만, MRI, 초음파 검사 소견에 따라서 회전근개 파열, 관절와순 파열(SLAP병변), 석회성 건염, 유착성 관절낭염처럼 세부 병명이 달라질 수 있습니다. 통증이 오래되고, 잘 낫지 않는다면, X-Ray 검사에서는 석회성 건염 소견 외에는 인대나 힘줄은 보이지 않기 때문에 초음파나 MRI 검사를 해보시는 게 낫습니다.
	한방	한의학에서는 통증기, 유착기, 회복기에 따라 치료나 처방이 달라집니다. 수독, 어혈의 병리에 따라 치료합니다. 어깨는 호흡보조근이 가까이 있어 호흡보조근과 관련된 병리인 담음과도 상관이 많습니다.
해당 질환의 경중		어깨 가동 제한이 심해서 어깨가 전혀 올라가지 않는 경우, 회전근개 파열 및 탈구와 같은 질환을 감별할 필요가 있습니다. 단순 오십견만으로도 야간에 움직이지 않아도 극심한 통증이 오기도 합니다.
병의 진단 과정	한·양방	X-Ray 검사에서는 석회성 건염과의 감별을 하며, 관절낭의 부종, 회전근개의 상태는 방사선 검사에서는 확인이 불가능하므로 초음파나 MRI 검사를 해보는 게 좋습니다.
생활습관 개선으로 증상 완화하는 방법, 예방하는 방법		환부의 어깨를 많이 돌리거나 힘을 주는 운동은 오히려 통증을 심하게 만드는 경우가 있습

제목	구분	내용
생활습관 개선으로 증상 완화하는 방법, 예방하는 방법		니다. 관절 유착을 줄이려면 관절의 가동성을 확보해주는 운동이 필요하기는 한데 힘이 너무 들어가지 않게 수동적 운동이나, 다른 사람, 외부의 힘을 이용하는 것이 낫습니다. 따뜻한 찜질이 도움이 됩니다.

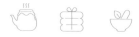

차승원, 유해진, 이서진도 아프다
- 테니스 엘보우

즐겨 보는 예능 중에 〈삼시세끼〉라는 프로그램이 있습니다. 어촌이나 산골에서 하루 세 끼니를 위해 일하고, 요리하고, 먹는 모습을 그리는 야외 버라이어티 프로그램입니다. 얼마 전, TV에서 〈삼시세끼 - 어촌편 5〉라는 프로그램을 보는데, 이서진, 차승원, 유해진이 '엘보우'에 대한 걱정을 합니다. 서로의 몸을 걱정하며 '우리 나이에는 꼭 이렇게 된다'며 웃을 수도, 울 수도 없는 이야기를 하는 에피소드에 왠지 감정이입이 되었습니다.

팔꿈치에 충격이 가해지거나, 팔, 손목을 많이 쓰면서 주관절 외측상과에 염증이 생기는 것을 외측상과염 또는 테니스 엘보우라고 합니다. 환자분들은 대개 '엘보우'라고 부릅니다.

팔꿈치 통증이 생기면 일상생활을 하는 데 생각보다 굉장히 불편한 일이 많습니다. 심한 분들은 숟가락질이나 양치질을 하기도 힘들고, 팔을 구부리기 힘들다 보니 자신의 목이나 머리를 마음대로 만질 수 없게 되어 씻거나 머리를 빗는 것도 힘들어 삶의 질을 현저하게 떨어뜨립니다.

오래전, 발목 때문에 다녀갔던 40대 여성 환자분이 팔꿈치가 아프시다면서 오랜만에 내원하셨습니다. 발목이 아플 때 약침 치료를 받았던 것을 기억하고, 팔꿈치에도 약침을 맞으면 좋지 않을까 생각하셨다고 합니다.

"팔꿈치가 아픈 지 석 달 정도 되어가네요. 정형외과에서 주사도 맞고, 체외충격파 시술도 10회 받았는데도 여전히 아프네요. 오른손이라 밥 먹기도 힘들어요."

팔꿈치를 움직여보고 통증을 재현시키는 동작을 유도해보고, 눌러서 아픈 곳을 찾습니다. 주변 근육의 경결도 찾습니다.

"팔꿈치 아픈 거는 X-Ray에서 잘 안나타나죠. 팔꿈치 근육, 인대가 부착이 되는 부위에 반복적인 손상에 의해서 염증이 생기는 거예요. 근육인대 부착부는 혈관 분포도 적고, 지속적인 압력을 받기 때문에 치료 경과가 길답니다. 힘을 주고 드는 동작이나, 반복적인 동작에 의해서 생기기 때문에 팔에 힘이 들어가는 동작들은 주의하셔야 합니다."

팔꿈치 통증은 정형외과 치료로 생각보다 잘 안 낫고 오래가는 경우가 많아서, 혹시나 하는 심정으로 한의원에 오는 경우가 많습니다. 병리적으로는 신경근성 통증, 힘줄의 강급성 통증, 그리고 척추의 문제까지 동반된 경우가 있고, 해부학적으로도 힘줄, 인대 부착하는 부위는 혈관 분포가 적다 보니 회복이 생각보다 더딘 경우가 많습니다. 오래된 신경근성 통증, 만성 염증성 통증은 침 치료만 하기보다는 한약 치료를 병행하는 것이 치료 기간을 단축시키기 위한 지름길입니다. 양방의 소염진통제가 염증 신호, 통증 신호를 차단해서 일시적으로 통증을 못 느끼게 하고, 염증 진행 경과를 더디게 하는 거라면, 한약은 뭉쳐 있는 근육을 풀어주고 손상된 인대 조직회복을 도와주는 역할을 하기 때문입니다.

정형외과에서 체외충격파를 받고 낫지 않아서 한의원에서 그냥 침이나 맞자고 가볍게 생각하고 오셨지만, 두 달간 한약 치료와 더불어 약침 치료를 병행하면서 통증이 가라앉고, 움직일 때도 통증이 줄어들면서 환자분은 "이럴 줄 알았으면, 빨리 원장님한테 올 걸 그랬어요"라고 합니다.

차승원, 유해진, 이서진 씨를 보면서 중년의 감정이입과 한의원에서 이미 치료했던, 그리고 현재 치료 중인 엘보우 환자들이 파노라마처럼 스쳐갑니다.[119][120][121]

---

119) Kim, Hyunseok, Chiho Lee, and Minseok Oh. 〈The Domestic Trends of Acupuncture Treatment on Lateral Epicondylitis: A literature review〉 Journal of Haehwa Medicine 25.1 (2016): 1–13.

120) Kim, Chae Weon, et al. 〈A case study of 13 patients with lateral epicondylitis of elbow using deep thermo-conductive acupuncture therapy〉 Journal of Acupuncture Research 30.2 (2013): 25–30.

121) Kim, Min-Kyun, Il-Ji Yoon, and Min-Seok Oh. 〈A Clinical cases Study of Elbow pain and Dysfunction in Patients diagnosed as Tennis elbow〉 Journal of Haehwa Medicine 18.2 (2009): 113–118.

제목	구분	내용
해당 증상에 대해 의심 가능한 질환	양방	외상이 있다면 골절이나, 골편의 유무를 확인하기 위해 X-Ray 검사가 필요할 수 있습니다. 외상이 아닌 대부분의 경우에서는 X-Ray에서는 이상이 보이지 않습니다.
	한방	과사용을 주된 원인으로 봅니다. 과사용으로 인해 팔꿈치 주변의 염증(한의학에서 어혈의 범주에 해당)이 발생하는데, 일반적으로 잘 치료되지 않은 경우, 외상의 반복 여부, 신경염, 힘줄 손상, 만성근육긴장, 경추의 문제까지 낫지 않는 원인이 될 수 있는 요소를 파악합니다.
해당 질환의 경중		심한 경우, 숟가락질, 빗질도 못 하게 되어 일상생활에 지장을 많이 주게 됩니다.
병의 진단 과정	한·양방	X-Ray 검사에서는 일반적으로 나타나지 않기 때문에 영상의학적 검사보다는 통처의 확인, 압통점의 확인 및 꼼꼼한 이학적 검사가 도움이 됩니다.
생활습관 개선으로 증상 완화하는 방법, 예방하는 방법		과도한 사용과 반복적인 동작, 힘을 써서 들어올리는 동작이 원인이 되기 때문에 충분한 안정이 필요합니다. 과도한 운동은 피해야 합니다. 따뜻한 찜질이 도움이 됩니다.

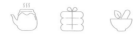

생리 때 먹지도 못하고, 토해요

– 생리전증후군, 월경곤란증

한의원을 이전하고 나서 얼마 되지 않았을 무렵, 한 아주머니께서 지나가다가 들르셔서 딸 생리통 증상을 물어보셨습니다.

"우리 딸이 생리통이 엄청 심한데, 생리 전부터 몸살도 있고, 밥도 못 먹고 토해요."

"생리 전부터 메스껍고, 통증도 심하죠? 한번 데리고 나오세요."

남자 원장에 동안이라 못 미더웠는지, 보호자분은 문의만 하고 그냥 가셨습니다. 그러다 한 석 달이 지나서 환자인 P양을 데리고 다시 한번 오셨습니다. 다른 병원이나 한의원에 가봐도 잘 낫지 않고, 평상시에도 소화도 잘 안 되고, 한 달에 한 번은 심해지는 양상이다 보니, 선뜻 모르는 한의원에서 치료받기가 쉽지 않았을 것입니다. 그래서인지 보호자분은 의심스러운 말투로 다시 물어봅니다.

"다른 데서 한약도 먹여봤는데, 그냥 그렇던데…. 침 맞으면 좋아질까요?"

"여성질환은 호르몬의 영향을 받기 때문에 한약을 써야죠."

허옇게 뜬 얼굴을 한 21세 P양을 드디어 영접하게 되었습니다. 만지면 금방이라도 토할 것 같은 표정입니다.

"생리 전에 메스껍고, 소화도 안 되고, 식도염도 있어요. 생리가 시작되면 배가 아프고, 허리도 아파요. 관절이 여기저기가 다 아프고 특히 손이 아프고, 몸살도 생기고, 미열도 생겨요."

배도 만져보고, 구강 상태도 확인해봤습니다. 배를 만지니 꾸룩꾸룩 소리도 많이 나고, 구강의 타액 상태도 거품 같은 침들이 잔뜩 껴 있는 양상입니다.

"평상시에도 소화가 잘 안 되죠?"

"평소에도 위장이 안 좋아요. 툭하면 체하고, 토할 것 같아요. 그래서 평소에 소화제, 위장약을 자주 먹어요."

"담음형 생리통이라고 볼 수 있습니다. 이 약은 좀 달곰하니 먹을 만할 거예요."

2주 후에 내원했습니다.

"평소에 메스꺼웠던 속이 편해졌고, 생리하기 전에 메스껍고 토하는 것도 줄었어요. 몸살도 줄었고요. 통증도 좀 덜했고요."

지난번보다는 얼굴 안색이 좀 좋아졌습니다. 월경의 문제는 최소 생리주기 두세 번은 거쳐봐야 경과를 알 수가 있습니다. 같은 처방으로 다시 약을 보내드렸습니다. 그리고 한 달 후에 다시 내원했습니다.

"이번 생리 때는 좀 편하게 넘어갔어요. 몸살은 없고, 속은 많이 편해졌어요. 배는 좀 당기는 것은 있었지만 진통제 먹을 정도는 아니었어요."

배를 만져봐도 예전보다 꾸르륵꾸르륵 소리는 이제 덜 납니다. 끈적하고, 거품이 잔뜩 낀 타액 상태도 깨끗해졌습니다. 젊은 분이라 몸이 건강해지니 안색도 금방 돌아옵니다.

"예전보다 많이 예뻐지셨네요. "

여성은 한 달을 주기로 호르몬이 리듬을 탑니다. 임신이 되기 위해서 자궁 내막이 증식되었다가 탈락하면서 생기는 일련의 현상입니다. 그러다가 자궁 내막이 탈락하기 전에 프로게스테론이 줄어들면서 생리 전 증후군(PMS) 증상이 발생하게 됩니다.

그래서 월경을 작은 임신에 비유하기도 합니다. 한 달에 한 번 겪는 과정에서 신체적 변화, 자율신경, 내분비의 변화는 여성의 몸을 예민하게 만듭니다.

가끔 아내가 이유 없이 짜증을 내거나, 엄청나게 찡그린 얼굴을 하고 있으면 그날이 왔나 짐작해봅니다. 성격이 안 좋은 것이 아니라 호르몬 탓입니다. [122)123)]

122) Shetty, Geetha B., Balakrishna Shetty, and A. Mooventhan. 〈Efficacy of acupuncture in the management of primary dysmenorrhea: a randomized controlled trial〉 Journal of acupuncture and meridian studies 11.4 (2018): 153–158.
123) Lee, Hye Won, et al. 〈Herbal medicine (Danggui Shaoyao San) for treating primary dysmenorrhea: a systematic review and meta-analysis of randomized controlled trials〉 Maturitas 85 (2016): 19–26.

제목	구분	내용
해당 증상에 대해 의심 가능한 질환	양방	월경곤란증이란, 이름 그대로 월경이 곤란하다는 의미입니다. 고통스러운 월경을 뜻하며, 주요 증상은 발열, 전신통, 복통, 구토, 설사, 부종 등이 대부분이며, 이들이 복합 또는 단독으로 나타납니다. 자궁내막증, 자궁선근증, 자궁근종의 질환과 자궁 기형인 경우에도 월경곤란증이 생길 수 있습니다. 기질성의 질환이 없더라도 월경통이 생기는 경우도 있는데, 즉 호르몬의 균형이 흐트러진다거나, 신체의 발육이 불충분하다든가, 또는 환경이나 체질, 심리적 · 정신적 영향에 의해 월경통이 일어나는 경우를 '기능성 월경곤란증'이라 합니다.
	한방	한의학에서는 허증(혈허), 어혈, 기체 등을 원인으로 봅니다.
해당 질환의 경중		월경곤란증은 대부분 장기적인 병력을 갖고 있는 경우가 많습니다. 경증은 검사에서 이상이 없고, 통증이나 불편한 증상이 단기적으로 나타납니다. 중증에서는 호르몬의 이상, 유방, 난소, 갑상선 등 다른 호르몬의 문제가 같이 동반되기도 합니다. 일상생활에 지장을 주는 정도가 심하고, 오래가는 경우는 내과 질환 검사도 고려해야 합니다.
병의 진단 과정	한 · 양방	기본적인 초음파 검사가 진단을 위해서 도움을 줄 수 있으며, 자궁내막증의 검사를 위해서는 복강경과 같은 검사가 필요할 수 있습니다.

제목	구분	내용
생활습관 개선으로 증상 완화하는 방법, 예방하는 방법		·아랫배를 따뜻하게 하는 것이 도움이 됩니다. ·찬 곳에 오래 앉아 있는 것을 피합니다. ·가벼운 운동이 도움이 됩니다. ·술, 담배, 커피 등의 과다 섭취는 안 좋은 영향을 미칩니다.

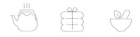

반복되는 위경련, 치료 방법이 없을까요?

- 위경련

다른 질환으로 치료를 받는 환자분들에게 자기 가족이 위경련이 자주 생기는데 치료 방법이 있냐는 질문을 종종 받게 됩니다. 그럴 때마다 저는 이렇게 말씀드립니다.

"위경련은 한약 치료를 하시면 발생하는 빈도와 강도가 줄어들 수 있습니다. 많이 불편하실 텐데 꼭 모시고 오세요."

위경련은 통증을 심하게 호소하기 때문에 처음부터 한의원으로 오는 경우보다는 반복적으로 발생하는 상태에서 내원하는 경우가 많습니다. 통증 발작기에는 진경제를 같이 복용해야 안정이 되는 경우도 있지만, 반복적으로 발생하는 위경련은 한의원 치료로 매우 효과가 좋아지는 질환 중 하나입니다.

어깨가 축 늘어지고, 야윈 37세 여성 환자분이 친구의 소개로 내원하셨습니다. 8년 전부터 잦은 위경련으로 고통받고 있었습니다. 그러다가 내원하기 일주일 전부터는 거의 매일 통증이 있었습니다.

"위경련이 처음 생긴 것은 8년 전인데, 가끔씩 생기던 것이 최근에 회사 업무가 바빠지면서 일주일 전부터 매일 위경련이 생깁니다. 내과에서 처방받은 약을 먹어도 통증이 빨리 가라앉지 않아요. 통증 때문에 밥 먹는 것도 무서워요. 원장님, 좋아질 수 있을까요?"

통증에 시달린 분이라 초췌하고, 목소리에 힘이 없습니다.

"위경련은 통증이 심한 질환이라 많이 힘드셨겠네요. 한번 진찰해 보겠습니다."

위장질환의 진찰은 당연히 배의 형태를 먼저 보고, 천천히 배를 만져봅니다. 역시나 복부 주변의 긴장성 상태가 강하게 느껴졌고, 복부 주변의 압력을 주면서 압진 시 통증이 발생합니다. 그리고 리급(裏急)이라고 해서 복부 압진 시 어느 순간 반발통이 발생합니다.

"위장은 내장평활근으로, 쉽게 말하면 근육 조직입니다. 근육 조직은 아기 볼살처럼 탄력을 유지하는 것이 좋습니다. 위장 운동이 증가하다가 어느 순간 강한 수축, 경련이 생기면 위경련이 발생하게 되는데요. 보통 생활에서 스트레스나 식습관이 유발요인이 되는 경우가 있는데, 요새 일이 많으시죠?"

"요새 프로젝트 마감이 다가와서, 야근을 많이 하긴 했어요. 야근한 날이면 어김없이 위경련이 생겨요. 커피 마시면 위경련이 좀 더 생기는 것 같아서 웬만하면 안 마시려고 노력은 하고 있어요."

"그러시군요. 어떤 일에 너무 집중해서 생각하거나 몰두하다 보면 위경련이 반복적으로 일어나는 경우가 많습니다. 힘들더라도 식사를 규칙적으로 하는 것이 도움이 됩니다. 당연히 커피나 자극적인 음식은 피해야 하고요."

이런 경우는, 작약이라는 약재 위주로 구성된 처방을 하게 됩니다. 평활근의 구련(拘攣) 및 긴장을 풀어주는 처방을 했고, 약을 복용하는 동안 위경련의 발생 빈도와 강도가 점차 줄어들 것이라 설명해드렸습니다.

한 달 정도 치료하니 환자분의 안색이 회복되면서, 목소리에도 힘이 생기셨습니다.

"원장님, 요새는 위경련 없이 잘 지내고 있어요. 하지만 약간 긴장하면 변이 시원하지 않고, 답답함을 느껴요."

"증상이 줄었어도, 아직 복부의 탄성이 회복되지 않으셨기 때문에 당연히 현재는 완전한 상태는 아닙니다. 약을 계속 드시면 더 좋아지실 겁니다."

사실 의사 입장에서는 환자분의 호소도 중요하지만, 객관적인 정보의 수집도 중요합니다. 위경련은 내시경이나 CT 검사를 통해서 눈으로 보이는 병이 아니라, 복부의 탄력과 탄성이 회복되는 게 더 중요하기 때문입니다. 다행히 한약을 복용하면서 단단하게 굳어 있던 복부가 점점 말랑말랑해지고, 압진 시의 통증도 줄어들고 있었습니다.

두 달 정도 치료하면서 환자분의 소화 상태 개선은 물론, 위경련 통증도 없어졌습니다. 회사에서 스트레스받고, 야근해도 증상이 더 나타나지 않았습니다. 당연히 복부의 상태도 개선되어 치료를 종료하게 되었습니다. 그로부터 2년 후, 허리 통증으로 다시 내원한 환자분에게 그간의 상태를 물어봤습니다. 환자분께서는 2년 전 치료받은 후로는 위경련이 한 번도 없었다고 이야기합니다. [124][125]

제목	구분	내용
해당 증상에 대해 의심 가능한 질환	양방	위경련은 급성 위염, 위궤양, 십이지장염, 십이지장궤양, 담성증, 췌장염, 위암, 대장암, 과민성 대장증후군, 장폐색과 같은 질환으로도 유발될 수 있습니다.
	한방	기질적 문제가 없는 경우 위장평활근의 경련, 운동성 변화에 초점을 두고 치료하며, 위염, 장염과 같은 염증성 양상인 경우는 한의학에서는 해당 병리에 해당하는 염증성 상태를 개선합니다. 비기허, 담음과 같은 병리가 동반됩니다
해당 질환의 경중		만성적인 소화불량이 오래되어 음식 섭취가 제한되고, 많이 줄게 되면 위하수까지 동반되어 기능의 부전 상태가 심해져 체중 감소, 소화불량이 지속되며, 이런 경우는 암이나 당뇨 또는 대사성 질환의 동반 유무를 확인해야 합니다.
병의 진단 과정	한·양방	위벽의 충혈, 발적, 궤양, 위축성 상태를 확인하는 것은 내시경 검사입니다. 위장의 운동성은 내시경 검사로 알아낼 수 없기 때문에 위전도 검사라는 것을 시행하기도 합니다.
생활습관 개선으로 증상 완화하는 방법, 예방하는 방법		스트레스가 원인이 되므로 편안하고 쾌적한 곳에서 식사를 하도록 합니다. 또한 규칙적으로 식사하는 것이 도움이 됩니다. 너무 맵고, 짠 음식 등 자극적인 음식은 피해야 합니다. 커피, 담배와 같은 기호식품은 악화요인으로 작용하기 때문에 피해야 합니다.

124) 김연미, et al. 〈기능성 소화불량증 환자에 대한 한약복합제의 치료 효과: 무작위배정 표준 치료제 위약 대조군 연구〉 대한한의학회지 31.1 (2010): 1-13.
125) Lee, Da-eun, et al. 〈Clinical Study of Sogunjung-tang Granules in 30 Cases of Heartburn〉 The Journal of Internal Korean Medicine 40.6 (2019): 1193-1201.

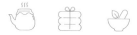

몸이 저릿저릿, 검사에는 안 나타나는
난치성 통증질환

- 섬유근육통

'온몸이 아프다. 전신이 저릿저릿하다'라고 호소를 하며 미국에서 거주하고 있는 50대 S씨가 오빠인 Y씨의 소개로 내원했습니다. Y씨는 오래전부터 봐왔던 환자로, 저와 신뢰가 두텁게 쌓인 분이었습니다. 타국에서 고생하는 동생 S씨가 안쓰러워서 한국으로 불러들여서 내원시킨 것이었습니다. 기운 없는 목소리, 통증과 피로에 지친 얼굴에 그동안 고생했던 흔적이 얼굴에 드러나는 듯합니다.

"한 달 전에 이명, 난청 때문에 미국에서 주사 치료를 받고 나서부터 온몸이 아프기 시작했어요. 머리부터 발끝까지 온몸이 저릿저릿해요. 한국에 들어와서 큰 병원에서 X-ray, MRI 검사 다 해봤는데 이상이 없대요. 진통제만 처방받았는데, 진통제를 먹으면 가스가 차고, 속이 너무 불편해져요."

검사에서 이상이 없다고 했지만, 일단 염증성 통증이 없는지부터 확인하기 위해서 여기저기 만져보고, 들어보고, 이학적 검사를 해봤습니다.

"여기 만지면 아프지요?"

"만지면 아파요. 너무 아파서 계속 문질러줘야 해요. 만지다 보면 좀 풀어져서 나아요. 진통제를 먹으면 가스가 차고, 속도 불편해져요."

"관절 가동범위도 정상이시고, 염증이 있는 것은 아니네요. 이건 일종의 섬유근육통인데, 통증을 느끼는 감각이 예민해져 있다고 보시면 됩니다. 우리 몸에 1부터 10까지 자극이 있을 때 7~8 정도의 자극이라야 통증이 생기는데, 현재 상태는 2~3 정도의 자극만 와도 몸에서 통증을 느끼는 상태예요. 우리 몸은 자극에 대해 몸이 반응하게 되어 있지만, 모든 자극에 반응하면 피곤하고, 엄청 예민해지므로 일정 이상의 자극에만 반응하게 되어 있어요. 어떤 이유에서인지 몸이 조그마한 자극에도 통증으로 인식하고 느끼기 때문에 발생하는 겁니다. 타국에서 굉장히 힘드셨겠네요."

"최근에 이명, 난청도 생기고 스트레스가 많기는 했어요. 여기저기 아프고, 사업에서도 좀 문제가 생기고 그러다 보니 많이 아파졌어요."

눈에 눈물이 글썽입니다.

"출국까지 한 달 정도 여유가 있으니 한국에 있는 동안 잘 쉬시고, 치료해봅시다."

일단 한약을 처방해드리고 2주 후에 경과 확인차 환자분께 전화를 드렸습니다.

"약 먹으면서, 아프고 처지는 것은 많이 줄었어요. 새벽에 위가 좀 불편한 것은 있는데, 온몸이 아픈 것은 없어졌어요. 다음 주 출국이라 한약을 미국에 가져가서도 먹고 싶어요."

"다행이시네요. 가벼운 스트레칭은 적절하지만, 운동량을 정해놓고, 그걸 채우기 위해 과도하게 운동하시면 오히려 통증이 더 심해지는 경우가 많습니다. 천천히, 꾸준히 하시는 게 더 낫습니다. 건강 관리 잘하시고, 문제가 있으시면 제 이메일로 문의해주시면 답장해드릴게요."

증상은 전형적인 섬유근육통이지만, 의외로 빨리 좋아졌던 케이스입니다. 섬유근육통 환자분들은 병원에서 여기저기 모든 검사를 다 하고 나서도 이상이 없는 경우에 겨우 진단을 받는 경우가 많습니다. 오랜 기간 통증에 시달리고, 진통제, 항우울제, 수면제를 달고 계시다 보니, 환자분들은 표정이 우울해 보이고, 축 처져 있는 경우가 많습니다. 섬유근육통은 쉽게 치료되는 질환은 아니지만, 다행히 S씨는 고향에 돌아와서 잘 휴식하고, 적절한 처방을 받아 좋아질 수 있었습니다.[126][127][128]

---

126) Assefi, Nassim P., et al. 〈A randomized clinical trial of acupuncture compared with sham acupuncture in fibromyalgia〉 Annals of internal medicine 143.1 (2005): 10-19.
127) Cao, Huijuan, JianPing Liu, and George T. Lewith. 〈Traditional Chinese Medicine for treatment of fibromyalgia: a systematic review of randomized controlled trials〉 The Journal of Alternative and Complementary Medicine 16.4 (2010): 397-409.
128) 최아련, et al. 〈전신통 및 수면, 소화 장애를 동반한 섬유근육통 환자의한방 치험 1례〉 대한한방내과학회지 제38.5 (2017).

〈섬유근육통 환자의 주요 증상〉

· 욱신욱신 쑤시는 듯한 전신 통증
· 누르면 아픈 압통점(18곳 중 11곳 이상)
· 종일 피곤한 몸
· 아침에 일어나면 몸이 뻣뻣해짐
· 깊은 잠이 들지 못함
· 저리거나 둔한 감각
· 두통
· 불안감
· 생리통 또는 생리 전 증후군
· 입안이 마르거나 안구 건조
· 우울증
· 배가 아프거나 설사통

제목	구분	내용
해당 증상에 대해 의심 가능한 질환	양방	섬유근육통은 통증을 일으키는 모든 질환과 구별·감별해야 합니다. 디스크, 협착증, 관절염 등 근육통, 골관절통을 유발하는 질환과 감별해야 하며, 갑상선 기능 저하증이나, 고칼슘혈증, 악성 종양도 전신성 통증을 일으킬 수 있기 때문에 감별을 요합니다. 그래서 여기저기 모든 검사를 다 하고 나서도 이상이 없는 경우에 겨우 진단을 받는 경우가 많습니다.
	한방	섬유근육통은 '온몸이 쑤시고 아프다'는 증상을 호소합니다. 척추(허리나 등)를 포함해 사지의 좌우, 상하 모두에 나타나며, 일부 환자는 손가락 관절 통증이나, 아침에 뻣뻣한 증상도 호소하므로 근육 내에 오는 류머티즘이라고 불리기도 합니다. 80% 이상에서 피로감을 호소하고 수면장애는 65%의 환자에서 나타나며, 이외에도 우울증, 긴장성 두통, 과민성 대장증후군, 월경 곤란, 여성 요도증후군 등이 흔히 동반됩니다.
해당 질환의 경중		통증의 강도가 심해지고, 조절이 안 되면 일상생활의 심각한 지장을 주는 상태로 진행되기도 합니다.
병의 진단 과정	한·양방	일반적인 방사선 검사 및 CT, MRI 검사 등을 통해서 다른 퇴행성 질환과의 감별이 필요하며, 추가적인 핵의학 검사나 혈액 검사를 통해서 다른 질환과의 감별이 필요합니다.

제목	구분	내용
생활습관 개선으로 증상 완화하는 방법, 예방하는 방법		· 긴장 완화 : 과도한 운동 및 정서적인 스트레스를 피하거나, 제한합니다. 자신의 정서적인 긴장을 완화하도록 노력합니다. · 규칙적인 운동 : 초기에는 운동이 통증의 증가를 가져오나 점차 규칙적인 운동을 하면 증상의 완화를 가져옵니다. 적절한 운동으로는 걷기, 수영, 자전거 타기, 에어로빅 등이 권장됩니다. 적절한 운동을 해야 하며, 심한 운동은 오히려 증상의 악화를 가져오기도 합니다. · 적절한 수면 섭취 : 피로는 증상 악화를 초래합니다. · 마사지나 따뜻한 찜질이 근육의 긴장 완화에 도움이 됩니다.

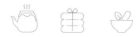

허리 때문에 다리가 저리고
당기고 무겁고 아픈 통증
- 협착증

공무원을 하다가 정년 퇴임을 한 K씨(62세)는 평소 걷기 운동과 등산으로 건강관리를 하고 있었습니다. 간헐적으로 허리 통증이 있었지만, 침을 맞으면 허리 통증이 며칠 안 가서 가라앉았기 때문에 별로 대수롭지 않게 생각하고 있었습니다. 그러다가 내원하기 2~3개월 전부터 허리 통증도 허리 통증이지만 다리 통증이 나타나서 걷기 힘든 증상을 호소했습니다. 걷기 시작하면 허리, 엉덩이 통증이 생기고 다리가 당기는 통증이었습니다. 척추 전문 병원에 가서 MRI 검사를 받아보니 척추관 협착증으로 진단받고, 수백만 원이 넘는 시술을 받은 후, 잠깐 좋아졌다가 다시 통증이 심해졌다고 하셨습니다. 병원에서는 시술로 통증이 좋아지지 않으면 수술도 고려해야 한다고 했습니다. 아파서 걷기 힘들다 보니 등산도 못 가고, 운동도 못 하면서 삶의 낙이 없어졌다고 우울한 표정으로 내원하셨습니다.

"원장님, 요새 걷다 보면 다리가 터질 것처럼 아파서 등산도 못 가고 힘들어요. 이러다 계속 못 걷고, 수술해야 되는 거 아닌가요?"

"척추 사이 공간이 좁아지는 '협착' 자체는 예전부터 있었을 거예요. 이게 주변이 안정되어 있을 때는 통증도 없고 일상생활이 불편하지 않은데, 무리하게 운동하거나 신경근 주변의 압력이 올라가거나 염증 반응이 생기면 다리 쪽으로 통증이 생겨요. 시술이라고 하는 것도 신경관을 넓혀주는 게 아니라, 염증을 억제하는 스테로이드를 꼬리뼈 관을 통해 넣어주는 것이거든요. 그래서 일시적으로 통증이 좋아졌다가 다시 아프게 되는 경우가 많습니다. 이런 경우는 염증을 줄여주는 약침, 근육경결을 풀어주는 침 치료를 같이 하면서 꾸준히 치료하시면 좋아집니다."

협착증은 신경이 눌려서 생기는 통증이라고 병원에서 설명하지만, 신경압박은 통증이 생기기 훨씬 전부터 생겼던 것이고, 실제로 검사해 보니 신경압박보다는 신경근염증이 통증의 본질에 가깝습니다. 아플 때는 신경관이 좁아졌다가, 안 아플 때는 신경관이 넓어지는 게 아니라, 신경근의 염증 때문에 통증이 나타나는 경우가 많습니다.

한방 치료를 통해서 신경의 염증을 줄여주고, 주변 근육의 경결을 풀어주는 치료를 하면 다리 통증이 훨씬 줄어들게 됩니다. 다만, 협착이라고 하는 것은 말 그대로 좁아져 있는 퇴행성 상태이기 때문에, 다시 원래대로 넓어지지는 않습니다. 그래서 허리에 무리가 가지 않게 평소의 생활 관리, 치료적인 관리가 동시에 이루어져야 합니다. 물론 척추관의 협착이 심해서 마비가 오거나, 보행이 많이 힘들다면 수술적인 접근이 필요할 수도 있습니다.

K씨의 골반을 만져보니 둔부 쪽에 팽팽한 띠 같은 것이 만져집니

다. 이러한 것을 한의학에서는 '구련'이라고 하는데, 쉽게 말하면 근육이 뭉쳐 있는 것이죠. 이 뭉침으로 인해 그 주변을 지나가는 신경을 자극하면서 신경통이 더 심해지는 것입니다. 한의원에서는 구련에 따른 한약을 처방하고, 일주일에 최소 두 번은 나와서 침치료를 병행하게 했습니다. 협착증에 약침, 특히 봉독약침은 신경의 염증을 가라앉히고, 통증을 줄여주는 효과가 있습니다. 2주 정도 치료하자 한의원에 올 때까지 한두 번은 주저앉아서 쉬었다 와야 했었는데, 오늘은 한 번도 쉬지 않고 왔다고 좋아하십니다.

"원장님 덕분에 요새 좀 걷는 게 수월해졌어요. 꽃 구경할 겸 산에 좀 갔다 와도 되겠죠?"

"너무 무리하시면 안 됩니다. 협착증은 운동을 너무 안 해서 아픈 게 아니라 너무 무리해서 아픈 경우가 많거든요."

걷는 것도 너무 많이 걸으면 허리에 당연히 좋지 않습니다. 협착증을 예방하려면 허리에 무리가 가지 않는 습관을 들여야 합니다. 오래 앉아 있거나, 허리를 숙인 채 일을 하거나, 쪼그려 앉거나, 한 자세를 장시간 유지하는 경우는 허리에 무리가 가면서 퇴행성 상태를 가속시킵니다. 평상시에는 가벼운 스트레칭을 하고, 허리나 다리까지 저림, 통증이 생겼다면 무리한 운동을 해서는 안 됩니다. 몸에서 받아들일 수 있는 임계점을 넘어서는 운동은 몸에서 독으로 작용합니다. 운동선수가 무리해서 아프면 부상자 명단에 올라가서 쉬었다가 치료받고 오듯, 협착증으로 인한 통증이 있을 때는 휴식과 치료가 필요합니다. 집에서는 가볍게 따뜻한 찜질을 하는 것이 도움이 됩니다.

제목	구분	내용
해당 증상에 대해 의심 가능한 질환	양방	협착증은 척추신경이 지나가는 통로인 척추관에 퇴행성 변화로 인해 골극이라고 하는 가시 같은 뼈가 자라거나, 척추관 후면에 부착된 황색인대가 비후되면서 척추관이 좁아지게 되어 신경을 압박해 요통과 하지통증 또는 보행장애를 일으킵니다. 하지통증은 일반적으로 저림, 당김, 위약감, 냉감 등과 같은 양상으로 나타나며, 신경통 또는 방산통이라고 불립니다. 협착증 증상과 유사하게 나타나 감별해야 하는 문제들은 하지 혈관의 이상(기형, 동맥류), 심부 정맥혈전증 등이 있습니다.
	한방	예전에는 '환도가 서다'라는 표현을 했는데, 이는 허리 신경의 분지인 좌골신경이 지나가는 경로를 따라 나타나는 통증을 말하는 좌골신경통을 의미합니다. 좌골신경통은 협착증 증상의 일부로 나타납니다. 신경통은 한의학에서는 '비증(痺症)'이라고 하기도 합니다. 통증은 척추관에서 신경의 압박으로 인해 1차적으로 발생하지만, 2차적으로는 신경 주행 경로에 주변 조직에 의학 신경포착으로 인해 나타나기도 합니다. 한방 치료의 장점은 2차성 신경포착을 잘 해결해준다는 데 있습니다.
해당 질환의 경중		6개월 이상의 보존적 치료에도 효과가 없는 경우, 보행장애가 심해서 100m도 못 걷거나 서 있기 힘들고 통증이 매우 심한 경우는 수술적

제목	구분	내용
해당 질환의 경중		인 치료도 고려할 수 있습니다. 마미총증후군이라고 해서 하지마비, 대소변 장애가 동반되는 경우는 빠르게 수술을 해야 합니다.
병의 진단 과정	한·양방	X-Ray에서는 척추뼈 및 추간공의 간격이 좁아져 있음을 확인하면 잠정진단을 내릴 수 있습니다. 확진은 CT 또는 MRI 검사를 통해서 이루어집니다.
생활습관 개선으로 증상 완화하는 방법, 예방하는 방법		협착증은 퇴행성 질환이므로, 한번 협착이 된 부분은 원상회복이 되지 않습니다. 따라서 생활에서의 관리, 치료적인 관리가 같이 이루어져야 합니다. 평상시 허리에 무리가 가는 것을 피해야 하며, 적절한 운동은 근력 유지를 위해 도움이 됩니다.

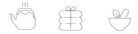

속이 답답하다고 다 식체는 아닙니다
- 식체

체했다고 하면 일반적으로 명치 아래가 꽉 막히고 답답해 손으로 눌러보면 손을 대지 못할 정도로 통증을 느끼기도 하고, 단단하게 뭉쳐 있어 긴장이 심한 상태를 말합니다. 체하는 것은 과식이 원인이 되기도 하지만, 감정이 불안정한 상태에서 식사한다든지, 너무 추운 곳에서 식사해서 위장이 예민한 경우에도 생깁니다.

체하면 일반적으로 두통과 어지럼증이 동반되고, 손발이 싸늘해질 정도로 차가워지는 증상이 잘 생깁니다. 심하면 명치 밑이 많이 긴장되어 숨 쉬기 곤란한 증상이 생기기도 합니다. 체한 증상은 위장관과 횡격막의 운동성 저하, 과긴장 상태가 되어 섭취한 음식물이 정체한 양상입니다. 체한 지 몇 시간 안 되거나 하루 미만이라면 빨리 토하는 게 낫습니다. 토하면 음식물이 나오기도 하고, 그 과정에서 위장의 운동성이 생기게 됩니다. 3~4일이 지나도 체한 증상이 있다, 또는 체한 증상이 수시로 있다면 기능성 소화불량을 의심해볼 수 있습니다. 간혹 심근경색이나 담석증, 췌장염, 충수염에서도 체한 증상이 나타날 수

있습니다.

얼마 전, 한 20대 여성이 체한 증상으로 야간 진료하는 데 내원했습니다. 아침부터 체해서 내과 진료를 봤고, 초음파 검사에서도 큰 이상이 없다고 했습니다. 하지만 저녁이 되면서 체한 증상이 점점 심해지고, 복통도 생기기 시작했다고 합니다. 체온을 재어보니 37.2도로 미열이 있고, 맥박이 90회 이상으로 빨라져 있었으며, 복부를 진찰해보니 만졌다가 뗄 때 생기는 반발통이 보였습니다. 보호자에게 충수염인 것 같으니 빨리 응급실로 가시는 게 낫다고 말씀드리고 전원의뢰서를 써드렸습니다. 이후 수술을 잘 받고, 퇴원했다는 인사를 받았습니다.

처음에 체했을 때는 관련 질환의 징후가 뚜렷하게 나타나지 않아 내과 의사도 심근경색, 췌장염, 충수염인지 바로 알아채기 힘듭니다. 증상이 가라앉지 않고, 점점 심해지면서 흉통, 칼에 베이는 듯한 통증과 같은 일반적인 통증의 양상이 나타난다면 응급실이나 상급병원에서 진료를 받아보는 게 낫습니다.

체하는 증상이 잘 생기는 분이라면 식사 후에 바로 업무나 공부를 하지 말고, 30분 정도 걸어주거나, 몸을 움직여주면 위장관 운동에 도움이 됩니다. 스트레스가 많은 상태 또는 감정의 기복 상태에서 식사하는 것도 잘 체하게 되기 때문에 식사 시간에는 기분 좋은 음악을 듣거나 대화하면서 천천히 식사하는 것이 좋습니다. 한정식에서 후식으로 나오는 식혜, 수정과에는 한의학에서 약으로 쓰는 맥아, 생강, 계피라는 약재가 들어 있어 소화와 위장 운동을 도와줍니다.

체했을 때 소독한 바늘로 손끝을 따줘 가볍게 출혈시키는 것은 한의학에서 '십선혈'이라고 해서 빠르게 기혈의 흐름을 도와주는 역할을 합니다. 체했을 때 침을 놓는 자리인 사관혈을 자극해주는 것도 도움이 됩니다. 사관혈은 합곡과 태충이라는 혈자리로, 손가락 엄지, 검지 사이 발가락 제1지, 2지 사이를 말합니다.

제목	구분	내용
해당 증상에 대해 의심 가능한 질환	양방	체한 증상은 위장관의 경련성 통증으로 나타나는 경우가 가장 흔합니다. 간혹 심근경색 초기에도 명치 밑이 체한 것처럼 불편한 증상을 호소할 수 있습니다. 좌측 흉부로 통증이 방산되기 합니다. 충수염의 경우도 체한 증상을 보이고 미열을 동반하며 하복부로의 통증이 점점 심해지는 양상이 동반됩니다.
	한방	한의학에서는 비위의 기능이 전신의 기능을 조절한다고 하는 이론이 있을 만큼 소화기 계통의 중요성을 인식했습니다. 인체에서 발생한 비정상적인 노폐물이 장기나 근육에 덩어리처럼 뭉쳐 있는 것을 담적이라고 하는데, 이러한 담적이 만성적인 소화불량의 원인이 되기도 합니다.
해당 질환의 경중		체한 느낌이 심해지면서 좌측 흉부나 복부의 통증이 점점 심해져서 만지기만 해도 통증이 매우 심한 경우는 응급실을 방문해 검사를 받아보는 것이 좋습니다.
병의 진단 과정	한·양방	위내시경 검사를 통해서 위장의 충혈, 발적, 미란, 궤양, 위축성 상태를 확인하며 이에 따라 위염, 식도염, 궤양의 진단이 이루어집니다. 기능성 소화불량은 이러한 기질적인 문제 없이도 소화불량 상태가 이루어지는 것으로, 드물게는 위전도 검사를 시행해 위장 운동성을 평가하기도 합니다.

제목	구분	내용
생활습관 개선으로 증상 완화하는 방법, 예방하는 방법		평상시 규칙적인 식사를 하고, 자극적인 음식을 피해야 합니다. 커피, 차, 술은 위 점막을 자극하므로 피해야 합니다. 스트레스는 위산의 과다를 유발해 체한 증상을 악화시키는 요인이 됩니다.

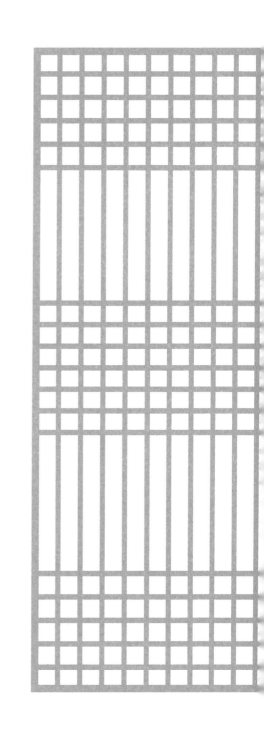

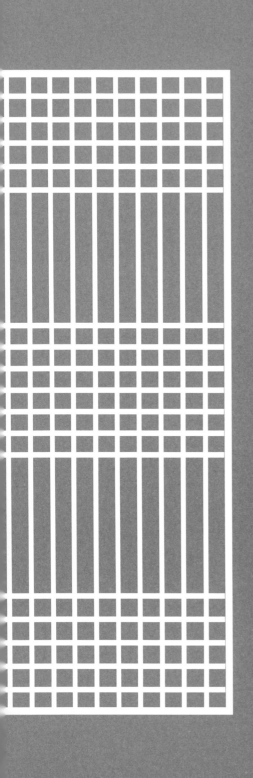

4장

동네 한의원
사용 설명서

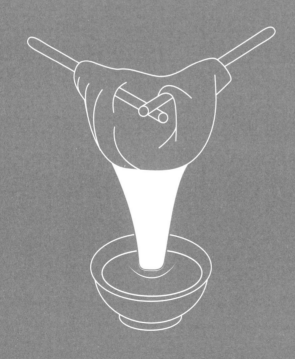

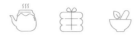

한의원에 와야 하는 사람들

검사에 이상이 없는 경우

검사에서는 이상이 없다고 하는데 환자분들은 아프다고 하는 경우는 매우 흔한 진료 풍경입니다. 사람들은 큰 기계, 큰 병원을 더 선호하는 경향이 많습니다. 하지만 검사 기계가 온전한 몸의 상태를 다 반영해주는 것은 아닙니다. 환자분께서 검사에서 이상이 없다고 하는 경우는 크게 보면 두 가지가 있습니다.

첫 번째, 검사는 이상이 없는데, 실제 문제는 있는 경우로 전달이 잘못된 경우입니다.

두 번째, 이런저런 검사를 했는데도 실제 진단이 나오지 않는 경우입니다. 이런 경우는 대개 '신경성'이란 병명이 붙는 경우가 많습니다. X-Ray는 뼈를 보여주는 검사이기 때문에 인대나 힘줄, 연골은 보이지 않습니다. 그렇기에 초기 관절염이나 발목이 삐어서 X-Ray를 검사하는 경우는 이상이 나타나지 않습니다. 발목이 삐었을 때는 골절이 아닌 이상 인대의 문제이고, 인대의 문제는 X-Ray에 나타나지 않기 때문에 인대를 만져보고, 주변의 발적, 부종, 가동 제한을 체크해야 합니다.

어깨 통증 같은 경우는 대개 원인이 인대, 관절낭의 문제인 경우가 많기 때문에 X-Ray만 해서는 알 수 없는 경우가 많습니다. 환자분께서 'X-Ray를 찍었더니 문제가 없다는데' 하면서 오시지만, 인대의 염증, 손상은 X-Ray만 찍어서 나오지 않습니다. 양방 선생님들이 친절하게 '뼈에는 이상이 없지만, 인대로 인한 통증이군요. 충돌증후군이요'라고 설명해도 환자분들이 '이상이 없다'라는 핵심워딩만 전달하는 경우도 있습니다. 그러한 경우도 만져보고, 움직여보면서 진찰해야 원인을 파악할 수 있습니다.

위장이 불편해서 내시경 검사를 했더니 이상이 없다고 하는 경우도 많습니다. 내시경은 식도, 위 내측 벽의 충혈, 궤양, 종양 등의 상태를 파악할 수 있는 도구지만, 위장의 운동 기능은 평가할 수 없습니다. 만성 소화불량으로 더부룩하고 답답한 증상을 호소하는 경우는 위장의 운동 능력이 떨어져 있거나 위하수라고 불리는 기능 저하 상태로 이는 내시경으로 파악할 수 없습니다. 그래서 내시경을 해서 별 이상이 없다고 하는데도 잘 해결되지 않는 소화불량을 호소하는 경우가 많습니다. 이런 경우는 신경성 위염, 신경성 소화불량으로 진단받고 오는 경우가 많습니다.

한의원에서는 맥진을 비롯해서 보고, 듣고, 냄새 맡고, 만져보는 감각을 활용해서 진찰합니다. 염증이나 어떤 질환의 병리적인 결과물은 우리 몸에 흔적을 남깁니다. 그것을 눈으로 보이는 검사 기계에서 모두 찾을 수 있으면 좋겠지만, 만져보고, 움직여보는 것만으로도 얻을 수 있는 정보는 많습니다. 관절의 부종은 눈으로 보는 것보다는 해당 부위를 만져보고, 좌우를 비교해보면 알 수 있습니다. 위장 상태는 복부의 압력, 저항, 복각의 형태, 설태 같은 형태를 살펴보면 어떤 형태의 위장질환인지 파악할 수 있습니다. 검사에서 이상이 없어도 몸은 불편함을 느끼고, 불편함은 몸에 흔적을 남깁니다. 이것을 합리적으로 찾아내는 과정이 현대 한의학, 젊은 한의사들이 하는 진찰 방법입니다.

병원 치료의 한계에 부딪힌 경우

우스갯소리로 한의원을 '4차 의료기관'이라고 합니다. 1차 의료기관인 동네 내과, 정형외과, 이비인후과, 소아과 같은 의원을 거쳐 종합병원인 3차 의료기관을 다녀왔는데도 안 나아서 오는 경우가 많아서 한의사 내부에서는 이렇게 표현합니다.

간단한 발목 삐끗한 증상에서부터, 감기, 소화불량 환자들, 그리고 항암 치료 부작용으로 손발이 저리고, 속이 메스껍고, 어지러운 증상의 환자분들. 대학병원에서 6개월 넘게 치료해도 안 낫고 오는 환자분들이 자포자기, 또는 기대의 심정으로 방문하는 경우가 많다 보니 한의원을 4차 의료기관이라고 자조적으로 표현한 것입니다.

병원에서 치료해도 잘 안 낫는 경우, 한의원 치료가 보완적인 역할을 해서 도움을 줄 수 있습니다. 기침이 두 달 이상 지속되어 계속 항생제를 복용하는 환자분들을 많이 봐왔습니다. 감기가 한 달 이상 가면 그건 감기가 아니라 다른 질환일 가능성이 큽니다. 알레르기나 식도염이 병행되어서 감기 증상처럼 기침, 이물감, 몸살이 나타나는 경우가 많습니다. 세균 검사에서 실제 균이 배양되지 않는데 항생제를 한 달 이상 쓰는 경우는 한의원 치료를 받아보는 것도 도움이 됩니다.

디스크 또는 연골, 인대 손상으로 수술을 권유받은 경우도 수술을 결정하지 못했다면, 한의원 치료를 받는 것이 좋습니다. 실제로 디스크 환자분이 꼭 수술을 받아야 하는 경우는 신경학적 문제가 있는 것이 아니라면 보존적인 치료를 통해서 좋아지는 경우가 많습니다. 심하게 터진 디스크일수록 초기 통증 강도는 심하지만, 적절한 치료가 들어가고 급성 통증기만 잘 넘기면 오히려 예후가 더 낫습니다. 연골파열 수술의 경우도 '실제 수술한 그룹과 가짜 수술한 그룹의 통증 및 기능 회복의 차이가 없다'라는 연구도 있습니다. 실제 통증은 염증, 부종으로 인한 경우가 많고, 한의원 치료를 통해서 어혈, 수독의 원인을 제거하면 수술하지 않고도 좋아질 수 있습니다.

주변에서 한의원을 가기 꺼리는 이유가 비과학적이기 때문이라는 이야기를 듣습니다. 하지만 한의학 치료의 장점에 대한 과학적 성과와 연구 근거는 해외에서 점점 많아지고 있습니다. 맹장염 수술 후나 장절제술 후 회복할 때 장관운동을 개선시켜주는 한약 처방인 대중건탕은 그 효과가 널리 알려져 있습니다. 일본에서 시행된 연구에 의하면, 장폐색이 유의하게 줄어들어 복부 수술 후에는 유착성 장폐색을 예방하기 위해서는 가능한 한 초기부터 투약을 추천하고 있습니다.

환자분들이 양약을 부득이 복용해야 하는데 그 부작용으로 고생하는 경우, 한방 치료를 병행하면 부작용을 경감시켜줍니다. 내시경 검사를 하고 나서 속이 더부룩하고, 가슴이 답답하며, 가스가 차고, 불편한 증상, 혈압약 부작용으로 생기는 피로감, 스테로이드 장복으로 인한 부종 같은 증상은 한약 치료를 병행 시 부작용을 덜어줍니다. 병원 치료에서 더 진전이 없거나, 부작용으로 고생하는 경우는 한의원 치료를 병행하는 것이 좋을 것입니다.

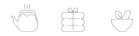

당신이 한의원에 와야 하는 이유

한의원은 작은 종합병원입니다

한의원은 작은 종합병원입니다. 환자분에게 제가 종종 하는 말입니다. 소화도 안 되고, 머리가 아프며, 어지럽고, 피곤하며, 귀울림이 있고, 관절이 아프며, 여기저기 온몸이 불편한 분들이 대학병원에 가서 진료를 받으려 한다면 난감한 경우가 많죠. 소화가 안 되면 소화기 내과, 머리가 아프면 신경과, 관절이 아프면 정형외과, 허리가 아프면 신경외과에서 각각 진료를 받아야 하지만, 한의원에서는 모든 게 한 곳에서 진료가 가능합니다.

증후와 증상에 따라서 경중, 선후를 나누어 치료할 수 있지만, 하나를 치료하다 보면 그것이 실마리가 되어 다른 병증들이 줄줄이 좋아지는 것은 한의원 치료에서 볼 수 있는 장점입니다.

소화가 안 되어서 속 불편한 것을 치료하다 보면, 머리 아프고, 어지러운 게 덜해지고, 관절, 척추가 아프던 분들이 한의원에서 치료를 받다 보면 진통제, 소염제를 덜 먹으면서 속이 편해지고, 붓는 게 덜해지며, 잠도 잘 자게 되는 경우가 많습니다.

머리가 아픈 환자분들은 대부분 경추의 문제를 동반합니다. 머리가 아파서 신경과에 가서 MRI 검사를 해보니 이상이 없다고 들었는데, 어깨 결림과 목이 아파서 정형외과에 다니고, 소화불량이 동반되서 내과에서 내시경을 해야 하나 하는 분도 있습니다. 긴장형 두통은 경추의 이상을 동반하고, 이런 경우는 침 치료를 통해서 근육의 경결을 풀고, 추나 치료를 통해서 구조적인 이상을 교정하고, 한약을 통해서 염증과 혈액순환을 도와주면 만성적인 두통, 어깨 결림의 형태가 좋아질 수 있습니다.

여기저기 아픈 것을 진료 본 후, 각각 치료하는 데, 생각보다 진전이 없으면 한의원 치료를 병행하는 것이 도움이 됩니다. 한의원은 통합적인 진료를 통해 치료하는 장점이 있습니다.

이런 것도 치료된다

한의원 치료를 발목 삐고, 허리 아프며, 관절 아픈 데 침 맞으러 가는 곳이라고만 생각하는 분들이 많지만, 한의원에서 할 수 있는 치료는 다양합니다.

다래끼 같은 경우는 항생제 없이 치료할 수 있고, 감기도 한의원에서 보험이 적용되는 한약으로도 관리가 잘됩니다. 콧물감기 같은 경우는 양약 항히스타민제를 먹으면 졸음이 몰려와서 학생이나 운전하는 분들에게 애로 사항이 생기지만, 한약으로 비염을 치료하면 졸음이 오는 등의 부작용 없이 오히려 머리가 맑아지는 경우가 많습니다. 눈이 침침한 안구 건조증의 경우, 침만 맞아도 눈이 편해지고, 시원하다고 합니다. 체해서 속이 불편하고, 머리 아픈 것은 당연히 한의원에서 빨리 치료하는 것이 낫습니다.

코로나 때문에 마스크를 상시 착용하면서 불편해지는 증상들이 많습니다. 접촉성 습진도 잘 생기고, 자신의 구취가 이렇게 심한지 마스크를 쓰면서 알게 되는 일도 있죠. 이런 증상들도 한의원에서 치료 가능한 질환입니다. 가벼운 화상과 피부 트러블, 손톱 근처에 나는 가시래기 같은 경우는 자운고와 침 치료로 금방 좋아지기도 합니다.

생활 가까이 있는 질환, 실생활에서 은근히 불편함을 만드는 소소한 질환은 오히려 한의원에 대안이 있습니다. 합리적이고 실증적인 현대한의학으로 치료하는 곳이 한의원입니다.

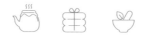

한의원 잘 사용하기

동네 한의원, 편한 선생님을 주치의로 만들어라

독자분은 여러분의 '주치의'가 있으신가요? 아마 드라마에 등장하는 부자들만 주치의가 있다고 생각할 수 있습니다. 하지만 나를 오랫동안 봐오면서 내 건강 상태를 누구보다 잘 파악하고 있고, 문제가 생기면 언제든지 묻고 상담할 수 있는 의사가 진정한 의미의 주치의라고 할 수 있습니다.

생활하다 보면 당장 크게 불편한 증상은 아니지만, 몸에 나타나는 이상 신호들이 있습니다. 큰일이 벌어진 적도 없고, 병원 갈 일은 아닌 것 같아 신경 안 쓰고 방치하기 쉽습니다.

"머리가 띵하고 어지럽다", "땀이 갑자기 많이 난다", "상체 열이 오르는 것 같다", "난데없이 가슴이 두근거리고 불안하다"와 같은 어디 물어보기도 애매한 증상들을 내가 편하게 생각하는 한의사 선생님들은 잘 대답해줄 것입니다.

한의원은 아픈 곳부터 생활습관, 병에 대한 고민까지 편하게 이야기할 수 있는 곳입니다. 진솔한 이야기를 나누며 신뢰도 함께 쌓입니다. 저 역시 한의원을 가까이하고 꾸준히 다니는 분들의 체질, 호발질환, 습관, 성격 등을 알게 되어 그에 따른 건강상태 체크 및 생활 티칭이나 정서적인 지원 등 1차 진료의로서 역할을 해드리기가 수월합니다. 지속적인 관리를 해줄 수 있는 주치의가 있다면, 이상 소견을 방치하지 않고, 왜 아픈지 상담을 통해 알아보고 필요한 검사를 하거나 조치를 취해드릴 수도 있을 것입니다.

집에서 가까운 한의원 가운데 이야기를 잘 들어주는 한의사를 찾아보세요. 그리고 자주 가서 불편한 증상에 관한 이야기를 나누면 나만의 주치의를 가질 수 있습니다. 제때 올바른 관리 방법을 조언해줄 수 있는 친절한 동네 한의사를 찾으시기를 바랍니다.

의료진과 잘 소통하기

저는 진료를 볼 때 환자들과의 소통을 중요시합니다. 환자와 서로 소통해야 침이나 한약에 대한 효과도 훨씬 더 좋아집니다. 병원 진료의 대명사인 '3분 진료'. 어떻게 하면 환자가 이 짧은 시간 동안에 효과적으로 자신의 상태를 의사에게 알리고 궁금한 것을 물어볼 수 있을까요.

미리 메모하세요

일단 의사만 보면 긴장해서 자신의 증상을 다 이야기하지 못할 뿐만 아니라 질문 하나 못하고 나오는 환자가 많습니다. 내용이 많다 보면 물어볼 것을 잊어버리기도 합니다. 이럴 때 가장 좋은 방법은 적어가는 것입니다. 궁금한 점이나 증상에 대해 메모지에 적어 의사에게 전달하면, 의사가 환자에게 중요한 정보라고 판단되는 것을 골라서 답변을 줄 수 있습니다.

구체적으로 이야기하세요

의사에게 불편한 증상을 이야기할 때는 아픈 곳을 손으로 짚어서 알려주는 것이 좋고, 언제부터 증상이 나타났는지 숫자로 명확히 말을 하면 더 좋습니다. 예를 들면, "며칠 전부터 속이 안 좋아요"가 아니라 "3일 전부터 소화가 안 되고 윗배가 답답해요"라고 말해야 의사는 정확한 진단을 할 수 있습니다. 특히 급성 감염, 염증은 증상이 시작된 시기가 진단을 내리는 데 중요한 열쇠가 되므로 가급적 숫자로 알려주면 좋습니다.

또한 척추·관절질환 등 기본적으로 통증이 주요 증상인 질환은 통증 양상, 통증 기간, 통증 유발 자세 등을 구체적으로 말해야 합니다. 외상 경험이나 류머티즘질환 등의 지병도 통증의 원인이 될 수 있으므로 알려주면 의료진이 빠른 판단을 할 수 있습니다.

생활습관, 숨기지 마세요

환자가 흡연·음주 여부, 약물 복용, 민간요법, 직업, 가족력 등에 대해 숨기는 경우가 적지 않은데, 이런 정보를 솔직히 알려줘야 치료 방향을 잘 결정할 수 있습니다. 병의 원인이 될 수 있는 평소에 먹는 음식과 운동량, 음주 습관 등도 정확하게 알려야 제대로 된 치료를 받을 수 있습니다.

치료 경력을 알려주세요

만성질환으로 이 병원, 저 병원 찾아다니면서 치료를 받은 경우, 병원 환자가 중간에 어떤 약이나 주사, 물리 치료를 받았는지를 알면 도움이 됩니다. 다른 한의원에서 치료받은 적이 있는 경우에도 어떤 치료를 얼마 동안 했는지, 해당 치료로 증상 개선이 어느 정도 됐는지 알려야 의사가 다음 치료의 방향을 잡을 수 있습니다.

검사·진단·처방 기록을 챙기세요

이전 검사 기록은 현재의 상태를 파악하는 데 중요한 정보가 됩니다. 예를 들어, 허리가 아파 MRI를 찍고 협착증을 진단받았다면, 해당 영상을 CD로 복사할 수 있습니다. 진료 시에 보여주면 의사가 상태를 정확히 판단할 수 있습니다. 드시는 약 처방전이나 약 봉투를 가져가도 진단과 처방에 도움이 됩니다.

치료 주문하기

제대로 된 의사는 환자의 감정에 주의를 기울입니다. 그리고 의견을 말할 수 있도록 격려하고, 그 의견을 존중합니다. 환자가 어떤 치료를 원하는지를 알면 최적의 치료를 해드릴 수 있기 때문입니다. 모든 치료를 주문에 맞추지는 못하더라도 최대한 맞춤 치료를 디자인하면 치료의 성과도 좋습니다.

"침 많이 아픈가요? 안 아프게 놔주세요."

아마도 한의원 진료가 처음인 분들이 가장 많이 하는 말이 아닐까 싶습니다. 미리 이렇게 말해주시면 환자가 통증에 민감하거나 긴장이 심한 경우, 시술 시 사용하는 침의 굵기나 시술받는 부위, 시술 방식을 조절하며 최대한 통증이 적은 방식으로 침 시술을 하는 것도 가능합니다. 물론 부위에 따라서 아픈 부위도 있지만, 그런 경우는 "아플 수 있지만, 치료가 빨리 되는데, 맞아보시겠어요?"라고 고지해주고 선택의 여지를 남겨주면, 어렵지 않게 환자에 따라 침치료를 '안 아프게' 잘 받으실 수 있습니다.

"한약은 살이 찌지 않게 해주세요."

여성분들이 자주 하는 말씀이죠. 한약을 복용하면 몸이 좋아지면서 식욕이 좋아질 수 있습니다. 한약에도 적지만 칼로리가 있기 때문에 한약을 복용하는 동안에는 식사량을 조금 줄이는 것도 좋습니다. 하지만 약 자체에 살찌게 하는 약재는 생각보다 많지 않습니다. 오히려 한약으로 살 빼는 것이 살찌게 하는 것보다 훨씬 쉽습니다.

"보험 되는 치료만 해주세요."

침, 부항, 추나 치료는 현재 국민건강보험에 적용되어 비용 부담이 크게 없이 진료를 받을 수 있습니다. 다만, 대부분의 한약은 첩약으로 국민건강보험 적용이 되지 않는 비보험 항목이기 때문에 치료 시 비용 부담을 느낄 수 있습니다.

하지만 모든 한약이 비싼 비보험 항목은 아닙니다. 다행히 2021년 기준, 첩약 건강보험 적용 시범사업을 진행 중이어서 안면마비(구안와사), 중풍 후유증, 생리통 증상에 대해서는 10일간 반값 한약 적용을 받아 부담이 줄었습니다.

그리고 일부 한약의 경우 건강보험이 적용되는 한약제제가 56종으로 지정되어 있어, 경우에 따라서는 하루 500~2,000원 비용으로 처방받을 수 있습니다.

잘 낫지 않을 때 대처법

한약은 효과가 천천히 나타나서 한의원 치료는 오래 해야 한다고들 합니다. 저도 차근차근 치료해가면서 환자분들이 좋아지는 것을 보면 한의사로서 보람을 많이 느낍니다. 잘 낫는 분들의 특징을 살펴보면 의사와 신뢰 관계가 좋고, 그 관계를 토대로 치료에 잘 따라오는 분들이 많습니다.

하지만 환자분들은 치료에 진전이 없거나, 치료 후 더 아프기라도 하면 '다른 병원으로 옮겨야 하나?' 고민을 합니다. 환자분의 병이 낫지 않는다면, 그 이유는 뭘까요? 아마 복합적인 이유가 있을 것이니 단계적으로 나누어서 생각하게 됩니다.

첫 번째는 환자분의 상태를 먼저 봅니다. '실제로 안 좋아진 것인지', '좋아졌는데 기대보다는 아직인 것인지', '아니면 다 낫지 않아서 심적으로 나아질 것이라는 확신을 원하는 것인지'를 확인합니다.

두 번째는 저의 치료를 살펴봅니다. '치료가 부족해서 치료를 더 해드릴 것은 없는지', '다른 치료를 추가할 것은 없는지', '진료 시 놓친 부분은 없었는지' 생각해봅니다.

세 번째는 병의 상태를 한 번 더 파악할 것입니다. '병의 원인이 개선될 수 있는 상태인지', '반복적으로 악화요인을 가지고 있지는 않은지', 자세, 습관, 직업, 날씨, 음식, 음주 등으로 인해 최근에 아파질 만한 요인은 없는지' 살핍니다.

네 번째는 '덜 낫거나 더 아픈 증상이 일시적인지, 오래갈 것인지'를 따집니다. '치료에 의해서 일시적으로 아픈 것인지', '치료받는 환경이 문제가 있지는 않은지', '정말 오래 걸리는 병인지', '타 병원에 전원이 필요한 질병인지'에 대한 복잡다단하지만 여러 과정의 확인을 통해 더 나은 진료를 고민합니다.

환자분과 반복적인 만남을 통해 환자분을 더 알아가고 병을 깊이 파악하며, 소통을 통한 치료는 좀 더 효과가 좋아지기 마련입니다. 잘 낫지 않을 때는 불안하고 걱정되는 마음이 들겠지만, 진료받는 의사에게 한 번 더 솔직하게 질문하고, 방법을 찾아보는 것이 어떨까 합니다.

'의사는 환자를 통해 배운다'라는 말이 있듯이, 저도 '어떤 접근이 부족했는지', '다른 좋은 방법이 없는지' 생각하다 보면 놓치고 있던 처방이 문득 생각날 때도 있고, 어떤 부분이 부족했는지 영감이 떠오를 때도 있습니다. 그러다 보면 치료율도 더 향상되고, 환자분도 결국 만족할 수 있기 때문입니다.

한의학 예습하기

한의학 치료의 양대 산맥은 침과 한약입니다.

너무나도 오래된 이 두 치료법은 수천 년 동안 이어져 내려오고 있습니다. 현대의학 기술과 검사가 발달한 지금까지 살아남은 건 그만한 이유가 있겠죠? 왜 효과가 있을까요?

침 치료의 과학 이해하기

침 치료는 전 세계 의료계에서 질병의 직접적인 치료 또는 보완·대체 치료의 중요한 분야로 자리를 잡고 있습니다. 아울러 침의 효과를 과학적인 연구를 통해 밝히려는 노력도 국내외에서 활발하게 이루어지고 있습니다.

침 치료는 신경계조절 작용, 진통 작용, 염증 완화 작용, 내분비계 조절 작용, 자율신경계 조절 작용, 면역 기능 개선 작용 등 다양한 효과가 있는 것으로 알려졌습니다. 이런 다양한 효과를 낼 수 있는 기전은 아직 정확하게 다 밝혀지지 않았으나 관문 조절 이론, 내장 체표 반사 이론, 면역 물질 분비 촉진 작용 등이 있습니다.

관문 조절 이론은 신경 세포가 통증을 전달하는 과정에 침 자극이 개입해 진통 작용을 한다는 것이 주된 관점이고, 내장 체표 반사 이론은 체표면을 자극해 자율신경계가 내장의 분비와 운동을 조절한다는 이론입니다. 면역 물질 촉진 작용은 침 자극을 통해 면역 물질이 분비가 촉진되고 염증을 억제해서 치유를 촉진한다는 내용입니다. 이렇게 통증, 내장 기능, 면역 기능 개선을 통해 실제로 임상에서도 수많은 질환의 치료에 사용되는 것입니다.

한약과 양약이 다른 점 알기

한의학의 특징은 드러나는 증상에만 초점을 맞춰 치료하는 서양의학과 달리 몸 전체를 본다는 데 있습니다. 해부학적인 관점에 입각해 장기나 조직에서 병의 원인을 찾아가는 서양의학과는 대조적으로 몸 전체의 균형과 상태를 정비함으로써 결과적으로 병을 치료합니다. 한약 또한 이런 한의학의 원리에 입각해 약 구성의 원리가 생성되었습니다.

양약은 대개 하나의 유효성분으로 제조되어 한 가지 증상에만 적용되지만, 한약은 여러 가지 생약을 복합적으로 조합해 처방합니다. 그래서 한 가지 처방으로 체질적인 특성과 다양한 증상을 함께 완화하거나 치료할 수 있습니다. 예를 들어, 두통를 치료하기 위해 반하백출천마탕이란 처방을 쓴 결과, 당초 치료하려는 주된 증상뿐만 아니라 소화불량, 피로, 수족냉증 등 다른 증상까지도 개선되는 결과를 보여줍니다. 한약에 포함된 여러 가지 성분들은 복합적인 작용 경로를 가지고, 기능적으로 상호보완해서 여러 가지 원인과 기전에 의해 발생하는 만성질환에 효과가 있기 때문입니다.

아픈 침과 먹기 괴로운 한약에 적응하기

한의원을 멀리하는 이유 중 침은 아프고, 약이 쓰다고 생각하는 부분이 있습니다. 침은 무섭고, 위험할 것 같은 기분이 들죠. 살을 뚫는데 신경이 손상되거나 피가 나는 게 두렵고, 특히 바늘에 대한 공포로 위축이 됩니다. 처음 3~4회 정도 침 치료를 받고, 점차 익숙해지고 편해지면 오히려 침이 시원하다고 느끼는 경우가 많습니다. 아이들도 처음에는 무서워서 엉엉 울다가도 실제로 한번 맞아보면 꽤 잘 맞게 됩니다.

침이 생각보다 안 아픈 이유는 침 끝이 마냥 뾰족하지 않기 때문입니다. 침의 뾰족한 부분을 미세현미경으로 살펴보면 주사기 바늘처럼 날카롭게 잘려 있지 않고, 둥글게 연마되어 있습니다. 굵기도 훨씬 얇아서 주사보다 훨씬 안 아픈 치료가 가능합니다.

한약은 맛을 위해 만든 음식이 아니다 보니 익숙하지 않은 맛 때문에 먹기 불편하다고 호소하는 경우가 있습니다. 가끔 예능 프로그램에서 벌칙으로 주는 고삼차의 고삼은 말 그대로 쓸 고(苦), 삼 삼(蔘)이라 엄청 쓴맛을 내기도 합니다. 하지만 어떤 분은 그 쓴 약이 몸에 받으면 달다고 표현하는 분도 있습니다. '좋은 약은 입에 쓰다'라는 진부한 표현이 아니더라도 약을 잘 먹어야 몸에서 변화가 일어나고, 회복을 돕습니다.

어떤 약은 구토와 설사를 유발하기도 합니다. 이런 경우는 대개 미리 고지하는 편이지만, 한의학에서는 한토하(汗吐下)라는 치료법이 있습니다. 토하는 것은 급성으로 체했을 때 빨리 체외로 배출시키는 목

적이기도 하고, 뇌신경질환에서는 도파민 자극을 위해서 토하게 만들기도 합니다. 대사의 과정에 문제가 생긴 경우는 보통 독을 배출시키는 배독의 통로를 대변으로 잡기 때문에 어쩔 수 없이 설사가 유발됩니다.

치료의 과정은 아프고, 불편하며, 괴로울 수 있습니다. 그 과정을 슬기롭게 이겨내는 것은 환자와 의사의 노력에 달려 있습니다. 침 한 방에 바로 낫는 만병통치약이 있다면 정말 좋겠지만, 현실은 그렇지 않습니다. 특히 한의학의 특성이 환자 스스로 낫게끔 도와주는 학문이기 때문에 치료에 공을 들일 필요가 있습니다. 의사의 정성, 환자의 정성, 보호자의 정성을 '삼정성(三精誠)'이라고 하죠. 약을 잘 먹고, 치료받고 하는 노력이 치료의 효과를 높일 수 있습니다.

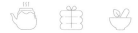

내 몸도 제대로 사용해야 한다

한의원의 치료는 대부분 한의사 혼자 할 수 있는 경우가 많지 않습니다. 모든 치료는 환자의 생활습관에 대한 '잔소리'로 시작됩니다. 자세, 음식, 운동, 스트레스 관리 같은 질병 치료를 빠르고 효율적으로 하기 위해 최선의 방법을 동원하기 때문입니다. 생활습관과 환경을 바꾸면 좋아지고, 예방할 수 있는 질환이 많습니다. 스스로의 노력에 따라 만성질환, 생활습관형질환이 놀랄 정도로 달라지는 것을 꼭 느껴보셨으면 합니다.

자세를 바로 하라

가랑비에 옷 젖는다

허리가 갑자기 아파서 온 분들은 짧게는 하루나 이틀, 길게는 몇 주 전부터 허리가 뻐근하고 불편함이 있는 경우가 많은데, 이를 무시하고 과도한 부하를 주거나, 운동을 많이 하게 되면서 갑자기 허리를 펼 수도 없고, 아파서 꼼짝 못 해서 오는 경우가 있습니다. 이런 경우, 치료를 하면서 환자분에게 말씀드립니다.

"여기가 뻐근하고, 무겁고 불편한 게 아침에 일어났을 때 잘 사라지지 않으면 허리에 무리가 오고 있다는 신호입니다. 그럴 때는 잘 쉬고, 안정을 취하셔야 합니다. 그렇지 않으면 여기서 통증이 위아래로 퍼져서 나타나게 됩니다."

모든 질병은 원인 없이 불시에 찾아오는 법이 없습니다. 가랑비에 옷 젖듯이 내 몸이 무너지는 원인 중에 자세는 아주 큰 역할을 하게 됩니다.

바른 자세 취하기

한의원에 오는 환자분들은 대개 만성질환, 생활습관병인 경우가 많습니다. 요통, 허리디스크 및 협착증은 대개 오래 앉아 계신 분들에게 많이 생깁니다. 앉아 있는 게 걷거나 서 있을 때보다 허리에 힘이 더 들어가기 때문에 허리가 안 좋은 분들은 오래 앉는 것을 피해야 합니다.

거북목, 일자목 및 목디스크는 대개 머리가 앞으로 나와 있는 구부정한 자세 때문에 생깁니다. 구부정하게 머리를 빼고 있는 모습을 거북목이라고 합니다. 거북목이 오래되면 일자목이 되고, 이로 말미암아 머리의 무게가 한곳, 특히 경추 5, 6번에 집중되면서 경추의 퇴행성 변화가 일어납니다. 이는 목디스크로 발전해나갑니다.

가장 이상적인 신체 정렬은 옆에서 봤을 때 귀, 어깨, 골반 능선, 무릎, 발목이 같은 라인에 있어야 합니다. 머리가 앞으로 나가는 구부정한 자세는 일자목을 만들고, 목의 퇴행성 변화를 일으키게 됩니다. 머리가 앞으로 나가게 되면 어깨가 앞으로 말려 들어가게 되는 라운드숄더 형태를 띠게 됩니다. 자세를 바르게 하려면 턱을 당겨서 귀와 어깨 정렬을 맞추는 것이 필요하지만, 어깨가 라운드숄더 형태를 보이게 되면 오히려 바른 정렬을 만드는 게 불편하게 느껴지게 됩니다. 그럴 때는 어깨를 먼저 펴고 턱을 당겨서 정렬을 맞추면 그냥 할 때보다 좀 더 수월해질 수 있습니다. 앉아 있을 때, 특히 허리를 숙인 채 앉아 있을 때 압력을 많이 받게 됩니다. 직장이나 학교에서 오래 앉아서 업무를 봐야 한다면 항상 '505' 법칙을 떠올려야 합니다. 50분 앉아 있으면 5분은 무조건 자리에서 일어나서 움직여야 합니다. 그래야 허리디스크에 과도한 부하가 누적되는 것을 막을 수 있습니다. 운전하셔서 못 일어나시는 분들은 신호 받는 중에 엉덩이를 들썩들썩 해서 골반을 움직여주는 것도 도움이 됩니다.[129][130][131][132][133][134]

---

129) 김도훈(2004). 〈노인 우울증〉 노인정신의학. 8(2), 90–95.
130) 정현애(2008). 〈노인 우울증의 중재 방안에 대한 문헌 고찰〉 고령자, 치매작업치료학회지. 2(1), 59–67.
131) 홍양자, 강승애(1998). 〈노인 여성들의 운동 지속이 신체적 기능과 우울증에 미치는 영향〉 한국 유산소운동과학회지. 2(1), 48–55.
132) 홍양자, 박정주(2000). 〈노인 여성의 체육활동에 따른 우울증에 관한 연구〉 한국 유산소운동과학회지. 4(1), 13–27.
133) Anderson IM.(2001). Meta–analytical studies on new antidepressants. Br Med Bull, 57, 161–178.
134) James MF, Smith MI, Bockhorst KH, Hall LD, Houston GC, Papadakis NG, Smith JM, Williams AJ, Xing D, Parsons AA, Huang CL, & Carpenter TA. (1999). Cortical spreading depression in the gyrencephalic feline brain studied by magnetic resonance imaging. J Physiol, 519(2), 415–425.

제대로 운동하기

운동에 대한 오해

TV 방송, 특히 건강 관련 프로그램을 보면 운동에 관해 칭찬 일색인 경우가 많습니다. 당연히 적절한 운동은 근력을 높이고, 심폐 기능을 향상시키며, 불안, 우울과 같은 증상이 있을 때, 정신건강에도 도움이 됩니다. 하지만 운동은 안 아플 때 하는 것이고, 아플 때는 치료를 해야 합니다.

그런데 방송에서 운동에 칭찬 일색이다 보니 운동에 대한 막연한 환상을 갖고 계신 분들이 많습니다. 운동하면 아프던 게 없어질까요? 허리가 아파서 실려온 분이 치료받고 나가면서 "어떤 운동을 해야 할까요?"라고 하거나, 관절 연골이 다 닳아서 온 분이 아침저녁으로 2시간씩 걷는 운동을 자랑스럽게 이야기하실 때는 치료하는 입장에서 난감할 때가 많습니다.

통증은 거의 염증으로 인해 생깁니다. 그래서 이런 경우에는 일단 안정을 취하는 게 원칙입니다. 근력을 키우기 위해 운동을 하다가는 근력이 생기는 속도보다 연골이 닳는 속도가 더 빨라 통증이 없어지기는커녕 후유증을 남기기도 합니다.

운동은 방법도 중요하지만, 시기도 중요합니다. 허리가 아프면 충분히 나을 때까지는 운동을 삼가고 충분히 쉬어야 합니다. 허리 아픈 분들은 허리가 안 좋으니 방송에서 걷기 운동을 하라고 해서 걷는 운동을 하고 계신 것을 자주 봅니다. 하지만 협착증이 있으신 분들은 오히려 운동하다가 다리가 더 저리게 되는 경우를 많이 봅니다. 반대로 걷는 운동을 하다가 다리 저림이 생겨서 검사해봤더니 협착증이 발견되는 경우도 많습니다. 운동하면 신체적으로 좋아져야 하는데, 오히려 점점 악화하는데도 운동에 대한 확신으로 지속하는 경우가 있는데, 이런 경우는 "제발 걷지 마세요. 제발 운동하지 마세요"라고 말씀드립니다.

척추관협착증 환자들은 걸으면 아프지만 간혹 통증을 참고 걷다 보면 안 아파진다고 하시는 분들이 있습니다. 협착증 초기나 중기인 경우, 아픔을 참고 걷다 보면 당장은 좋아지는 것처럼 느껴질 수도 있지만, 이것은 오히려 염증성 시기를 지나서 퇴행이 고착화되었을 때 나타납니다. 아픈 걸 참고 계속 걷다 보면 장기적으로 굉장히 안 좋습니다. 즉, 통증 없이 걸을 수 있는 거리가 점점 짧아지게 됩니다.

오늘도 환자분들한테 "제발 운동하지 마시라"라고 조언을 드립니다. 제발 아플 때는 운동하지 말고 안정을 유지해주세요. 운동은 안 아플 때 하시면 됩니다.

적절한 운동법

아플 때 운동을 더 하게 되면 통증이 심해지거나 염증, 조직 손상이 생기기 쉽지만, 아프지 않고 건강할 때의 운동의 중요성은 아무리 강조해도 지나치지 않습니다. 혈당은 근육에서 가장 많이 소모되기 때문에 근육량이 감소하게 되면 인슐린 저항성이 초래되고, 결과적으로 당뇨의 악화, 고지혈증, 고혈압, 심지어 치매와 같은 만성질환이 생기기 쉽습니다.

골다공증을 예방하는 가장 좋은 방법은 햇볕을 적절하게 받으며 중력 방향으로 뼈에 자극을 주거나 걷는 것입니다. 적절한 운동은 스트레스와 불안, 우울감의 극복에도 도움이 됩니다. 실제로 60세 이상 노인 우울증에서 운동을 시행한 그룹이 우울증이 감소하고, 생활 만족도, 자긍심, 불안과 같은 정서의 개선이 이루어졌다는 보고도 있습니다.

어느 정도가 적절한 강도, 시간인지는 개개인의 차이가 매우 크기 때문에 시간으로 단정하기보다는 운동할 때 몇 가지 원칙을 세우는 게 좋습니다.

첫째, 운동 시의 동작이나 움직임으로 통증이 유발되지 않아야 하고, 둘째, 운동을 한 다음 날에는 운동 부위가 통증이 심해지거나, 부종, 기능 장애 현상이 없어야 합니다.

이 두 가지 원칙을 지켜, 운동의 강도와 시간을 조절해나가셔야 합니다. 그래서 운동 시 통증이 있거나, 운동 후 저녁이나 다음 날 아침 통증이 있다면 운동 방법이나 시기가 잘못된 것이기 때문에 반드시 자신의 몸 상태를 잘 살펴서 운동하는 것이 좋습니다.

제대로 먹기

위장병은 스트레스, 불규칙한 식사 습관, 자극적인 음식이 대표적인 원인이 됩니다. 스트레스를 받게 되면 위산 분비가 과도해지면서 위장의 충혈, 발적을 유도해서 위식도염의 원인이 됩니다. 식사를 자주 거르거나 폭식을 하는 습관은 위장 운동에 부담을 줘 소화불량 및 식도염을 일으키게 됩니다.

내 몸을 위협하는 염증

대부분의 질환은 염증이라는 용어로 대표됩니다. 한의학에서 치료하는 것과 양방병원에서 치료하는 대상이 다르지 않습니다. 한의학에서는 기허, 혈허, 담음, 어혈, 수독이라는 용어로 염증과 탈수를 이해했습니다. 몸에서 염증이 생기면 아프고, 붓고, 기능의 장애가 생기게 됩니다. 염증이라는 신호는 몸에 이상이 발생했다는 비상벨과 같은 역할을 합니다.

다행히 우리 몸의 회복력으로 자연치유가 되는 경우도 있지만, 하나의 염증은 또 다른 염증을 일으키거나 다른 질환의 시발점이 되는 경우가 많습니다.

얼마 전에 뾰루지가 제 몸 여기저기 나고, 잇몸에 염증이 생기며, 결막염이 생기고, 식사 후에 피로감이 몰려오는 등 하나를 해결하면 다른 염증이 생기는 경험을 한 적이 있습니다. 가끔 야식을 많이 하고, 식사를 절제하지 못하다 보면서 생기는 혈당 불안정 및 인슐린 저항성으로 생기는 염증입니다. 결국 고탄수화물 식사를 줄이며, 식이요법을 하고, 체중을 줄이면서 연쇄 염증의 고리를 끊을 수 있었습니다. 각각의 염증은 개별적으로 생긴 것이 아니라 식이습관, 과체중으로 이어지면서 내 몸에서 보내는 비상벨과 같은 경고음이었던 것입니다.

건강한 위장을 위한 습관

이른바 '먹방'을 하는 유튜버를 보면 인간의 위장이 저렇게 탄력이 있나 하는 생각이 듭니다. 위장은 탄력이 있기 때문에 어느 정도 늘어나기는 하지만, 폭식하거나, 식사 습관이 불규칙하게 되면 위장의 탄성에 문제가 생겨서 위무력, 위하수 증상이 생기기 쉽습니다. 그리고 위장에는 생체 시계가 있어서 일정한 시간이 되면 소화 효소가 분비되기 시작해서 음식을 소화시킬 준비를 합니다. 불규칙한 식습관으로 끼니를 자주 거르거나 하면 소화액 분비에 영향을 줘 위염, 식도염, 장 트러블의 증상이 생기기 쉽습니다. 건강한 위장을 위해서는 규칙적인 식습관, 자극적인 음식을 피하고, 스트레스를 줄여나가는 것이 필요합니다.

건강을 해치는 세 가지 흰색(소금, 설탕, 밀가루)

과도한 소금 및 염분 섭취는 고혈압, 심장병, 뇌졸중, 만성신부전 등 만성질환을 일으킬 수 있습니다. 염분에 있는 나트륨 과잉이 문제가 됩니다. 일반적인 식습관을 하는 경우, 나트륨이 부족한 경우보다는 과잉이 문제가 됩니다.

과도한 설탕 및 당분 섭취는 소화 흡수 과정에서 칼슘과 비타민을 소모합니다. 그래서 칼슘을 비롯한 무기질이 부족해지게 됩니다. 음료수에 많이 들어가는 액상 시럽과 같은 당분은 간에서 대사 과정을 거치게 됩니다. 그러므로 과도한 당분 섭취가 간에 부담을 줘 지방간 또는 간 기능 악화를 야기하기도 합니다.

그리고 당분 및 정제된 탄수화물의 과도한 섭취는 혈당을 빠르게 상승시켜 혈당 불안정을 야기해서 피로, 우울감을 일으키기 쉽고, 콜레스테롤 수치를 상승시켜 몸에서 염증이 쉽게 일어나게 됩니다. 식사 후에 식곤증이 너무 심하다든지, 허기가 빨라지고 이유 없이 짜증내는 증상이 자주 생긴다면 탄수화물 섭취를 줄여나가는 것이 좋습니다.

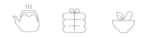

자주 듣는 질문들

한약을 먹으면 간이 안 좋아지나요?

모든 약은 간에서 대사가 되기 때문에 간에 영향을 미칩니다. 양약 중에도 항생제, 소염제, 근육이완제 등등 약 종류가 많듯이 한약도 종류가 많아서 뭉뚱그려서 '한약이 다 간에 안 좋다'라고 하는 것은 틀린 말입니다. 수백여 종의 한약재들은 대부분 간에 크게 무리 없이 사용할 수 있습니다. 간에 무리가 있는 약들은 한의사의 진단을 통해 처방 시 사용하지 않거나 소량으로 사용하거나, 단기간 사용해 문제를 최소화합니다. 게다가 간이 안 좋을 경우는 간을 좋게 하는 한약도 있습니다.

실제로 약물로 인한 간 손상 중 한약 부작용은 높은 비율을 차지하지 않습니다. 전체 약인성 간 손상이나 독성 간염은 항생제나 양약에 의한 부작용 사례가 더 많습니다. 간 기능 악화의 가장 흔한 원인은 아세트아미노펜, 소염제, 피임약으로 알려져 있습니다.[135][136][137][138]

한약을 오래 먹어도 괜찮나요?

기존 의서에 기재된 처방들은 수천 년에 걸쳐서 안전성이 확보된 처방들입니다. 아주 특이한 약재를 사용한다거나, 아주 보편적이지 않은 처방인 경우에는 문제가 되겠지만, 한의원에서 일반적으로 사용하는 처방, 약재는 안전한 약입니다. 병의 치료를 위해서 투약하는 약은 병의 치료가 끝날 때까지 투약하는 것이 원칙입니다.

오래 먹어서 건강에 염려가 된다면 정기적인 혈액 검사와 소변 검사 등을 통해 간에 대한 부담이 있는지를 확인하면 됩니다. 검사 시에 문제가 없다면 걱정할 필요가 없습니다.

문제는 한방 치료 중에 증세가 호전되고 있으며 치료가 지속적으로 요구됨에도 불구하고 간 손상에 대한 우려 때문에 임의로 치료를 중단하는 환자가 많다는 것입니다. 왜곡된 환자의 인식을 바로잡기 위해 설득하는 것은 임상에서 겪는 어려움 중 하나입니다.

135) 김동민, et al. 〈1개월 이상 한약을 복용한 101명의 간 기능 검사에 대한 후향적 관찰〉 대한한의학회지 31.2 (2010): 149–157.

136) 이유리, et al. 〈한방병원에 입원한 환자 147명의 간 기능 검사에 대한 후향적 관찰. 동의생리병리학회지 32.6 (2018): 418–421.

137) 양준모, et al. 〈장기간 한약 복용이 부인과 환자의 간 및 신장 기능에 미치는 영향: panel 연구–복용 전과 후 3, 6개월 비교를 중심으로〉 대한한의학회지 41.1 (2020): 84–92.

138) 이연경, et al. 〈급성 간 손상을 동반한 CVA 환자에서 한약, 양약 복합투여 시와 한약 단독 투여 시의 간 기능 개선 효과에 관한 증례 보고〉 동의생리병리학회지 22.2 (2008): 502–506.

침 맞고 몇 시간 있다가 목욕탕이나 사우나를 가도 되나요?

침을 맞을 때 조심해야 할 것은, 드물지만 감염이 생기는 경우입니다. 일반적인 침 시술을 받은 경우는 흐르는 물에 샤워를 바로 해도 문제가 생기지는 않습니다.

하지만 자락술이라고 해서 피를 빼는 부항을 한다든지, 주사기를 이용해서 약침을 맞았다든지, 침 맞은 부위에 출혈이나 부종, 발적이 있으면 최소 4~5시간 이상 있다가 목욕탕에 가는 게 낫고, 여러 사람이 쓰는 물이나 탕 속에서는 물에 몸을 오래 담그지 않는 것이 감염을 예방하는 좋은 방법입니다.

침 맞으면 기운이 떨어지나요?

침을 자주 맞는다고 몸에 어떤 해로운 작용이 나타나지는 않습니다. 다만, 만성적인 질환을 앓고 있거나 체력이 많이 떨어진 환자, 고령인 환자의 경우, 침을 자주 또는 너무 많이 맞으면 혈액순환이 과하게 항진되거나 자율신경계가 회복하는 과정에서 어지럼증을 느끼거나 피로감, 또는 몸살 형태의 반응을 나타낼 수 있습니다.

침 치료는 긴장할 때 활성화되는 교감신경의 톤을 낮춰주는 경우가 많습니다. 그래서 침 맞는 동안 잠이 스르르 오면서 긴장된 몸이 이완되는 현상이 나타납니다. 침이 기운을 뺏는 것이 아니라 긴장된 근육과 신경이 이완되어 나른해지면서 나타나는 현상입니다. 침 치료 시 치료와 휴식을 적절히 병행하는 것이 더욱 효율적입니다.

한약은 여름에 먹으면 안 되나요?

여름에 보약을 먹으면 땀으로 빠져나간다는 속설을 이야기하시는 것 같습니다. 결론부터 말씀드리면, 약이 땀으로 빠져나간다는 것은 전혀 사실 무근입니다. 보약은 계절에 상관없이 드셔도 됩니다. 여름을 많이 타시는 분은 여름에 드시는 것이 좋고, 겨울을 많이 타시는 분들은 겨울에 드시는 것이 좋습니다. 환절기에 일반적으로 면역 불균형이 생기는 경우가 많기 때문에 환절기에 많이 드시기도 합니다. 여름에 냉방병이나, 탈수로 인해 문제도 많이 생기기 때문에, 한약으로 치료해주면 더 건강한 여름을 나는 데 도움이 될 것입니다.

한약 먹을 때 피해야 할 음식이 있나요?

약재마다 각자 다른 성질이 있기 때문에 피해야 할 음식에 대해서는 처방받은 한의원에 문의하는 것이 좋습니다. 예전에는 돼지고기, 닭고기, 무, 이런 것들을 많이 언급했지만, 절대적인 기준은 아닙니다. 체하지 않게, 소화 잘되는 식사를 하신다면 한약의 효능에는 크게 문제가 되지 않습니다. 실제로 한약을 드실 때 피해야 할 음식이라고 말씀드리는 경우는, 한약과 맞지 않아서라기보다 그 질환을 악화시킬 수 있는 음식을 피하도록 권고하는 경우가 많은 것이 사실입니다.

건강식품, 평소 먹는 혈압약이랑 한약을 같이 먹어도 되나요?

평소 지병으로 인해 먹고 계시는 양약은 일반적으로 한약 복용과 15~30분 정도 시간 간격을 두고 드시면 됩니다.

건강식품을 한 움큼씩 드시는 분도 많은데, 현대질환의 대부분은 영양 과잉형이 많기 때문에 꼭 필요한 건강식품이 아니면 한약을 복용하는 동안에는 몇 가지로 줄이는 것이 좋습니다. 자세한 사항은 환자분의 상황, 나이, 기저질환에 따라 다를 수 있으므로 주치의와 상의하시기 바랍니다.

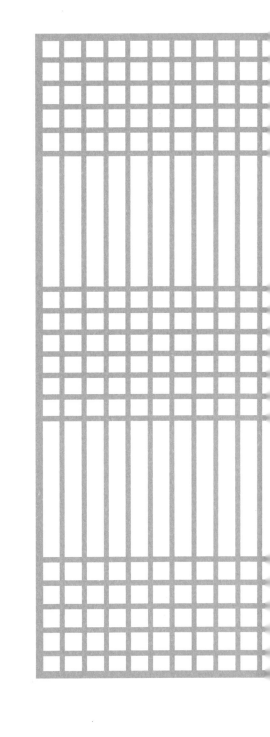

한의원 사용 설명서

제1판 1쇄 | 2022년 6월 17일

지은이 | 양동훈, 박상민, 이민경
펴낸이 | 오형규
펴낸곳 | 한국경제신문*i*
기획제작 | (주)두드림미디어
책임편집 | 최윤경, 배성분   디자인 | 얼앤똘비악earl_tolbiac@naver.com

주소 | 서울특별시 중구 청파로 463
기획출판팀 | 02-333-3577
E-mail | dodreamedia@naver.com(원고 투고 및 출판 관련 문의)
등록 | 제 2-315(1967. 5. 15)

ISBN 978-89-475-4804-5 (03510)